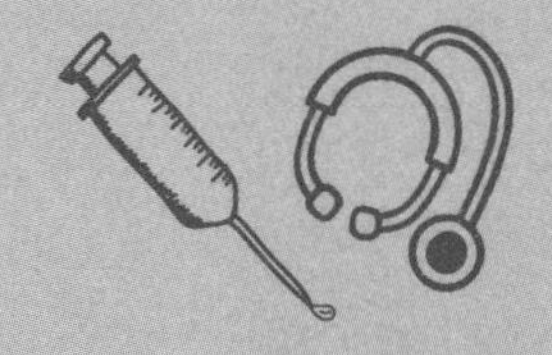

人人都想當好命少奶奶，

而我卻因罹患乳癌成了「少」奶奶！

為了兩個寶貝，我向世界大聲呼喊：

我·要·活·下·去！

Preface

推・薦・序

（依姓名筆劃排序）

第一次看到粉絲專頁「孩子的爸，我要活下去」這麼聳動的標題，真的超好奇，等看到內文是初診為乳癌的病情，其中這句「腦公用流水席哭法度過第一個晚上，摺衣服的時候流著淚問我『明年的今天妳還會陪在我身邊嗎？』」真的讓我又笑又淚，印象深刻到爆！這是我乳房專科醫師門診的日常，也是每個乳癌病人最細膩的真實寫照。

看著筠銨從一步步徬徨恐懼，到後來的戰勝腫瘤，活出精采人生，幽默又有趣的紀錄，還幫自己的人工血管取個明星名字（鍾碩），真的是世界第一人XD。

如今筠銨出書了，真的非常替她高興！願年年都開心順利，年年都能看著可愛的孩子與愛哭的老公，過著笑笑鬧鬧又吐槽的每一天。

——小劉醫師（劉宗瑀）／阮綜合醫院乳房專科醫師

身為乳癌專科醫師，在診間，我看到癌症給予癌友許多折磨，無論是傷口的癒合、癌細胞的轉移、生活品質的降低、工作上的挫折……再再都顯示，癌症給癌友的疼痛，比我們想像的多很多。

但在銨銨身上，我看到了乳癌患者的堅強。無論是職場上的白領女性、兩個孩子的母親、丈夫的妻子等等，她似乎都能輕鬆駕馭。假如不特別言明，實在很難感受到她是一位乳癌患者，因為她的幽默開朗、樂觀積極，遠比健康的人更健康。

我想銨銨是不容易的。畢竟，正值家庭事業兩得意時，卻突然被告知得到乳癌，這樣自雲端到谷底的打擊，是如此避無可避，若常人早已一蹶不振，或尋求偏方，或掩耳盜鈴，或自怨自艾，我想比比皆是。然而，銨銨卻「接受、處理、放下」——接受癌症，處理疾病，並放下惶惶不安的心，選擇了盡人事、聽天命，這已十分困難。但更讓我欽佩的是，她毫不介意將自己的創傷展露出來，彷彿她得到的不是癌症，而是英雄的勳章。她運用臉書、傳媒，無聲又有力地告訴所有人：「我是乳癌患者，我活得自信光彩。」

如今，她將自己的心路歷程記載成書，提供給有需要的朋友。我想，若關心身邊（或自己）得到乳癌的朋友，都可以看看這本書，因為在她身上，我看到了癌友的另一種生活，另一種璀璨。

——朱俊男／中國醫放射腫瘤專科醫師

銨

銨，掌握命運。

第一次看到美美的銨銨，

想像不到年輕漂亮的她背負了那麼大的壓力，

確診後的銨銨，不向命運低頭，

反而以另外一個更勇敢的姿態出現，

創造自己的商業模式，

是罹癌患者奮鬥的楷模。

——米娜／廣播主持人

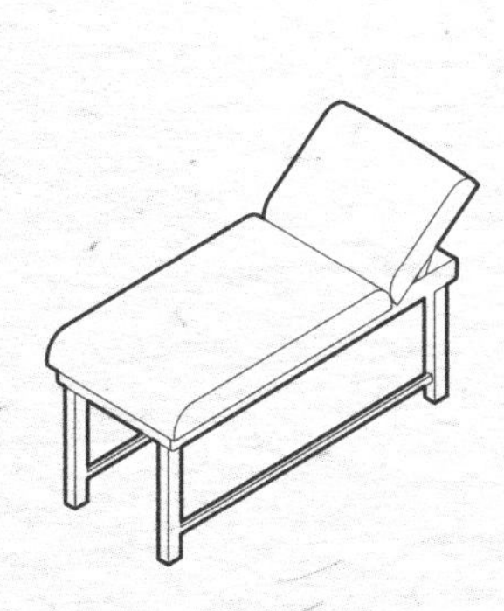

知道筠銨，是因看到她的臉書「孩子的爸，我要活下去」粉絲專頁，我相信很多人會跟我一樣，以為點進去，會看到一位悲情媽媽，因病求生的悲悽無奈，但錯了，點進去看到的首支影片，是筠銨讓四個月大小女兒小窔，坐在她肩膀上，拍打她那因化療脫髮的光頭，她還在這支逗趣影片加字幕，自嘲小窔是在玩「拍西瓜」。

正向、樂觀、勇敢迎戰乳癌的態度，讓筠銨的家庭，未因她的罹癌，陷入愁雲慘霧，而是始終充滿著正能量，即使是化療期間，筠銨照常利用假日，與老公帶著一對女兒出遊，臉書滿是歡樂合照，她堅信「媽媽的心情，會決定家庭的氣氛」。

筠銨也以文字在臉書記錄抗癌點滴，分享各式化療藥可能導致的用藥反應，提醒乳癌病友們注意，比如：「（化療）會吐會拉，就再吃飯補充體力，頭髮掉光就戴假髮。」「哪怕變禿驢或老衲，為了家人就要與癌症拼下去。」

身為資深醫藥記者，採訪過許多堅毅求生的抗癌案例，筠銨是令我印象深刻的一位。她在對抗乳癌這條路上，切乳、化療、又吐又拉治療副作用一樣都沒少，但她所展現出的求生堅毅，透過她有些搞笑的筆調與臉書傳播，鼓舞許多人，如今知道她要出書，欣然為她寫序，希望筠銨能將這股正能量，藉由此書鼓勵更多人，以正向態度，迎擊人生的種種挑戰。

——吳慧芬／蘋果日報高雄採訪組組長

「先生緣，主人福」，這是閩南的俚語，意指久病不癒或難治的疾病，只要遇到適合、對的醫生，就可以輕易治好你的疾病。這裡指的適合的醫師，正泛指醫病關係良好，可以合作無間的醫師跟患者，我跟鈞銨應該就是如此，所以她邀請我寫推薦序時，我很高興地答應下來。

乳癌在女性癌症發生率歷年來都是第一名，在台灣一年超過一萬名新診斷的乳癌患者，而且發生年齡的高峰在45歲至60歲之間，這對家庭以及社會受到的衝擊是很大的，因為如此，如何正確防治乳癌，以及如何正確治療乳癌是非常重要的必修課題。

雖然罹癌很恐怖，但是很多的婦女都認為「我沒有家族史，應該不會那麼倒楣吧？」或者「我自我檢查沒摸到，應該不會有事吧？」殊不知乳癌患者沒有家族史的佔所有乳癌患者的70~80％，有家族史的只佔20％！所以這些有家族史的人反而因為害怕，會定期追蹤檢查，若發現都算早期，較好治療；而沒有家族史的患者，因為摸到硬塊才就診，有時都太晚了，需要進一步接受化療等輔助療法，對預後也會有較大影響，所以不管有無家族史，定期至醫療院所檢查，才是防治乳癌的最好方法。

鈞銨就是一個最好的例子，當她發現腫瘤時，已經超過一公分了，當然她的腫瘤特性是需要接受化療，難能可貴的是她可以把大家視為洪水猛獸的化療，化成一篇篇精采生動的文字，用幽默有趣的方式來敘述她的治療歷程，這是她給予讀者的正能量！臉書粉絲專頁命名以「孩子的爸，我要活下去」來表達她抗癌的決心，令人揪心的「明年的今天妳還會陪在我身邊嗎？」甚至令人莞爾的「禿驢與妖尼姑」，讓人彷彿經歷了一個驚心動魄卻又歡樂無比的冒險故事，看完還能回味再三！

把再也平凡不過、枯燥無味的治療過程寫得如此精彩！鈞銨，真有妳的！

我常常跟醫學生說，病人是非常勇敢的！因為在走進你的診間之前，她根本不認識你，卻要在短短的數十分鐘之內決定要把身體交給你，然後沒有意識地躺在手術房讓你拿走身體的一部分，這是需要多大的勇氣啊！所以我們醫者必須珍惜，珍惜這一份信任，珍惜這一份勇氣，然後毫無保留地醫治這個患者。這也是我一開始提到的「先生緣，主人福」的內在涵義。

筠銨說她要傳遞滿滿的正能量給大家，這是件很棒的事！我發現這本書不只有正能量，還有治癌的正確觀念，讓民眾對於乳癌不再感到害怕，是值得推薦的一本好書。

——吳曜充／中國醫乳房專科醫師

我在牽手之聲網路電台主持了一個「黛比的生命花園」的節目。節目中有一個病蟲害防治的單元，邀請許多癌症的病友分享屬於他們的心路歷程。會認識銨銨是因為她是其中一位受訪者。我驚訝於她的年輕與美麗甚至有些害羞，和其他來接受訪問的一百多位抗癌的勝利者截然不同。

可是笑中帶淚地看完她張牙舞爪的書，我更驚嚇……不！是訝！訝！訝！驚訝是要怎樣在一百字以內形容我認識的銨銨、推薦她的書啦👍！因為她是那麼族繁不及備載的讚👍（按讚額度已用盡👍）！

到我這個年紀常常會有「千金難買早知道」的感悟，而銨銨的這本書，讓你對乳癌這個「啪咪啊」有全面性的理解，而不會在面對它時不知所措，可以少走很多冤枉路。這是她活生生血淋淋，用自己的生命走一遭來跟你分享，你怎能不港動!?

再者對我而言，人生中不管遭遇到什麼樣的事情，最重要的是不能失去幽默感。而從現代身心醫學的角度來看，多虧了她在部落格中不計形象（她粉在乎的）之小劇場，畫面超多之無私搞笑分享，給了她一個出口，反倒對她的療癒提供了極大的效果。

嗯……我該閉嘴了XD，反正有病沒病，看看這本療癒系充滿正能量的書，你絕對會有所獲。無效退費啦！

——姚黛瑋Debbie Yao／影歌主持全能明星

可以機械式、不帶情感地把自己癌症病況當成是跑程式抓bug般詳細記錄的這類人，大概就是工程師宅宅吧？偏偏這個「工宅」又是位充滿「戲胞」的人妻媽媽，所以多了不少碎碎唸的內心小劇場……我想這就是本書誕生的原因！

我跟筠銨這位「地方媽媽」（她自稱）除了年紀相仿，原本應是八竿子打不著的平行線。在一次偶然的專題採訪中，主題用白話說大概是——「妳得癌症了，還好嗎？」這種如果是出現在記者街訪，大概已經被網友釘在牆上的問法。

專訪陌生癌友10幾年來，陸陸續續接觸到各種堅強的、悲傷的人生故事。還記得我頭一回戰戰兢兢到了筠銨的地盤，正尋思著怎麼來個溫馨不失禮的開場白，例如：「ㄟㄟ～等等一起照張相好嗎？我媽很喜歡你耶！」之類的客套話，在腦海裡沙盤推演一番，想不到完全做白工！這人根本沒有按理出牌啊！

採訪時，這位罹癌女子以熟練又不失感情的口條娓娓道來她的抗癌點滴，該愁雲慘霧、該詼諧自嘲之處，全部一氣呵成，就像是帶我走了一回抗癌之路，完全是Pro級的受訪者！

這本書寫她人生的意外之旅，我看到她對工作從自信到擔憂，對家人細膩無私的愛，以及對生命價值天翻地覆的轉變，抗癌過程點滴也都誠實地做了交代。讀完此書，像看了本認識癌症／抗癌的工具書，也像窺伺他者人生的影集，但又要小心隨時被這位地方媽媽的搞笑給突襲。

願我的朋友筠銨，作家處女秀一炮而紅，出書再接再厲（病症就不必了）。

PS.當初說妳像徐佳瑩，得到表情似乎不太滿意。如今果然看到地方媽媽的進擊變得更美了（但徐佳瑩也變美，所以妳們還是像）！

——許甫／新聞主播，節目主持人

晴天霹靂，烏雲竄出的閃電，擊碎一位母親的心。上帝啊，怎麼會是我，罹患上極惡質的三陰性乳癌？

沉落沉落，沉落到暗無天日的深海底，鎖在陰暗裡動彈不得，職場的女強人開始思考思考，堅韌的生命力讓她浮出水面，迎向兩位寶貝女兒燦爛的陽光，至愛的老公也拉她一把。上帝啊，感謝祢再為她開另一扇窗！

本書作者王筠銨以詼諧的文筆，描述她在抗癌的鬥爭中，以達觀的心靈、堅強的意志重啟生命光輝的故事。

她是人生勝利組的女強人，身體壯得像一條牛，從不生病，不意在公司廁所擠奶摸出滑動的硬塊，經切片認定竟是轉移率最高的三陰性乳癌。是夜她與老公抱頭痛哭，老公更是抽抽噎噎哭濕了半個枕頭套，於是她開始武裝自己，要徹底摧毀癌瘤的巢穴。

在親情呵護下，找到對的醫療團隊，經過7次術前化療，手術切奶求生和28次導航光子刀的電療，終於完成「孩子的爸，我要活下去」的使命。

這本書令人嘆服的，是作者在跌落人生谷底，還能充滿勇氣和愛，以幽默的態度在臉書披露她罹病抗癌的過程，止不住的淚水並沒有模糊掉她前進的道路。從尖凸乳房被電梯夾的X光攝影，再到人工血管植入，她對乳癌的分類和化療標靶藥物都瞭若指掌，化療過程和副作用處置的敘述已到專家的水準。書中還有她自我調理對抗化療，以及與佛系病友的良性互動，鉅細靡遺，非常具有參考價值。

本書作者王筠鋑已從走鐘的外表回歸到花樣氣蘊，神聖的乳房依舊完美挺立，歡樂的家園還是圓圓滿滿，她更發揮生命力的極致，創立自己的事業。在此祝福她，哈利路亞！

——陳長安／高醫大學兼任講師、陽明大學兼任講師、阿米巴醫藥資訊股份有限公司總經理，《常用藥物治療手冊》作者

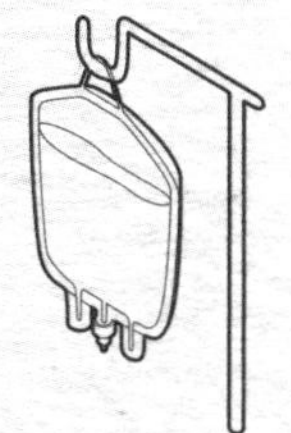

Preface

作・者・序

我是銨銨。

35歲之前，我對即將到來的這個年紀只有輕微彆扭的感覺，煩惱著過了這歲數後每週要多敷兩片面膜，當時沒有想到，我竟然在35歲就面臨了生死交關的大事。

從離開月子天堂進入哺乳地獄，到得心應手成為源源不絕的母奶達人，接著回到職場開始躲在公司廁所忙著擠奶人生，擠著擠著發現怎麼有個硬硬的小球滑來滑去就是推不開?!

唉呦喂呀，我的人生從那時開始註定要來個急轉彎！

我原本是個半導體工程師，和腦公計劃著生子後，要一起存錢買房、買車，但一場病讓我走上不一樣的人生道路，感受到生病前後自己和週遭的轉變。

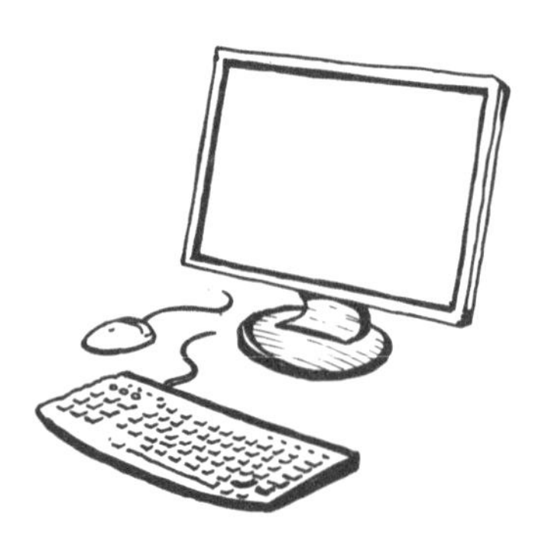

生病後的我內心不斷湧現許多自問自答的腦內小劇場，還一度覺得自己就像八點檔女主角一樣，四周突然一片黑暗，聚光燈投射在我身上，還有位不知哪來的主持人將麥克風塞到我面前……。

小劇場一

主持人：請問一下，如果罹癌的人剛好是家庭經濟支柱，該怎麼辦？

銨銨：身兼兩個孩子的地方媽媽與科技業打滾多年的職業婦女，答案就是「很慘」，真的慘！（本人親身體驗啊！）

生病時，旁人安慰的話語都是屁，開始治療前馬上會遇到這些問題像無線迴圈一樣每晚在腦海裡揮之不去：

「明天還要不要上班？」

「家裡老老小小怎麼辦？」

「有錢可以讓我安心治療嗎？」

就算韌性堅強可以一邊治療一邊上班，自己心知肚明經過藥物的摧殘，整體戰鬥力真的下滑了，必須更費勁兒才能追趕上原本的自己，然而生病後能獲得職場支持的還算是幸運的極少數，更多的是以各種理由讓你覺得自己「不適任」，最終只能黯然離開。

而離開公司後，也需要找飯吃呀！加上罹癌後的追蹤回診次數頻繁得要命，不是每個人都可以隨時請假的，若無法再繼續朝九晚五而開始經營保險、直銷、網購、各種業務等等時間彈性的工作，也要承受部分人士施加「妳／你怎麼淪落至此」的巨大壓力。就好比十年磨一劍，日日勤練足球，捱到終於可以上場比賽，充滿幹勁地踢球，想不到還沒過完上半場，卻無故被裁判紅牌出場，還被剝奪球員身分直接被趕去掃廁所。曾經努力追求的目標從眼前消失，學業、工作、人生清單一夕之間通通用不上了，若因此患得患失造成心理的鬱悶，反而容易反覆影響病情，得不償失。

主持人：如果罹癌的人上有高堂，下有妻小或夫小，該怎麼辦？

鞍鞍：這問我就對了！這種情況我們都稱為「夾心癌友」，身上揹負上一代與下一代的壓力，心力交瘁又沒人能幫忙。

高堂就不說了，因為父母就算無法幫上你的忙，倒也不會搗亂。但不同年齡層的孩子有各種讓你崩潰的理由，自己身體不舒服還要盯青春期的功課，家有稚齡幼童的日常把屎把尿都還是必須照作。等到夜幕降臨終於撂倒所有人後，躺在床上細細品味疾病帶來的副作用時，不禁覺得若早知道會生病就不生不婚，免得搞死自己還沒有發懶喊累的權利。

小劇場三

主持人：罹癌仍選擇回到職場的人不在少數，但面對同事無謂的關心難以招架時，妳會怎麼做呢？

銨銨：旁人的關心一定少不了，我的原則就是「依同事的親疏之分來決定要如何回答」。

如果不擔心在公司沒朋友的話，就給他們一個神祕的眼神：「噓～賣共，ㄟ傳染（別講，會傳染）。」這當然只是我的玩笑話，但只要這麼一說，保證大家識相閃得遠遠的。

如果還想要維持表面和平好來好去，只好一個一個保持風度跟他們解釋。

因為我寫部落格人盡皆知，所以我都反問大家：「厚！你今天沒看我FB，都不關心我！」大家怕被抓包其實只是隨口問問，到最後都不太敢亂問啦！

小劇場四

主持人：聽說妳是個非常愛水的人，罹癌的妳風華正茂，卻因化療枯萎成風中蟾蜍，內心會不會無法接受這一切？

銨銨：開玩笑，誰說生病就不用打扮咧？看我身邊的癌友姐妹們，一個個照樣美美的！這種時候，良好的營養和打扮是轉變形象的大好時機，還能大膽挑戰各種造型呢！

我覺得我的化療副作用有一項就是「變美」！

萬惡的臉書不久前回顧七年前的我，當時二十八歲自認為是顏值的巔峰，結果跟現在的照片一比對，媽呀，現在手機裡那充滿自信和灑脫的美人兒是誰呀？（撥髮）

所謂「相由心生」是真的，走過化療期的黑腫癡肥後，適當的營養補充和大膽的打扮自己是變美的最好時機，所以不要傷心外表走鐘（變樣），我也不過才花了半年的時間就找回自己看起來最舒服的樣子，相信妳／你一定也可以做到的。

想看我的浴火重生近況嗎？快拿出手機掃描下面這個QR code，追蹤「孩子的爸，我要活下去」粉絲專頁，跟著我一起越級打怪，擁抱寶貴的每一天吧！

若手機無法掃描，亦可連結此網址：
https://www.facebook.com/ccmjfamily/

Contents

目・錄

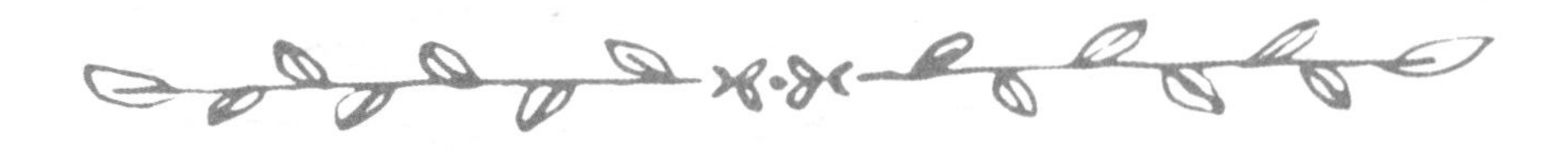

Part 2 罹癌路上的酸甜苦辣

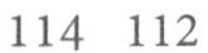
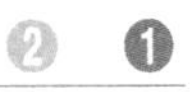

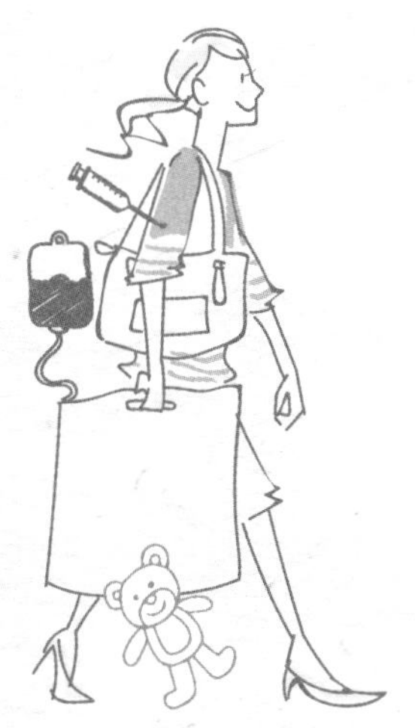

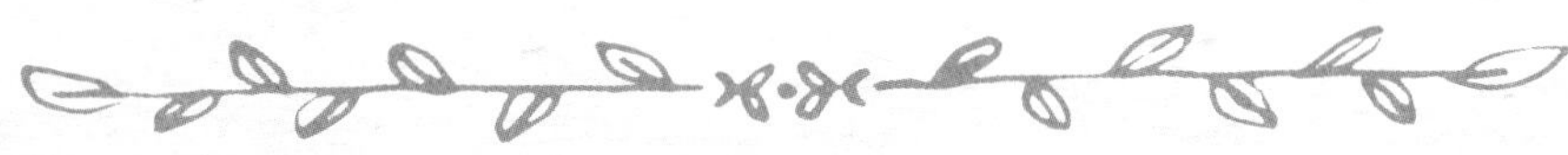

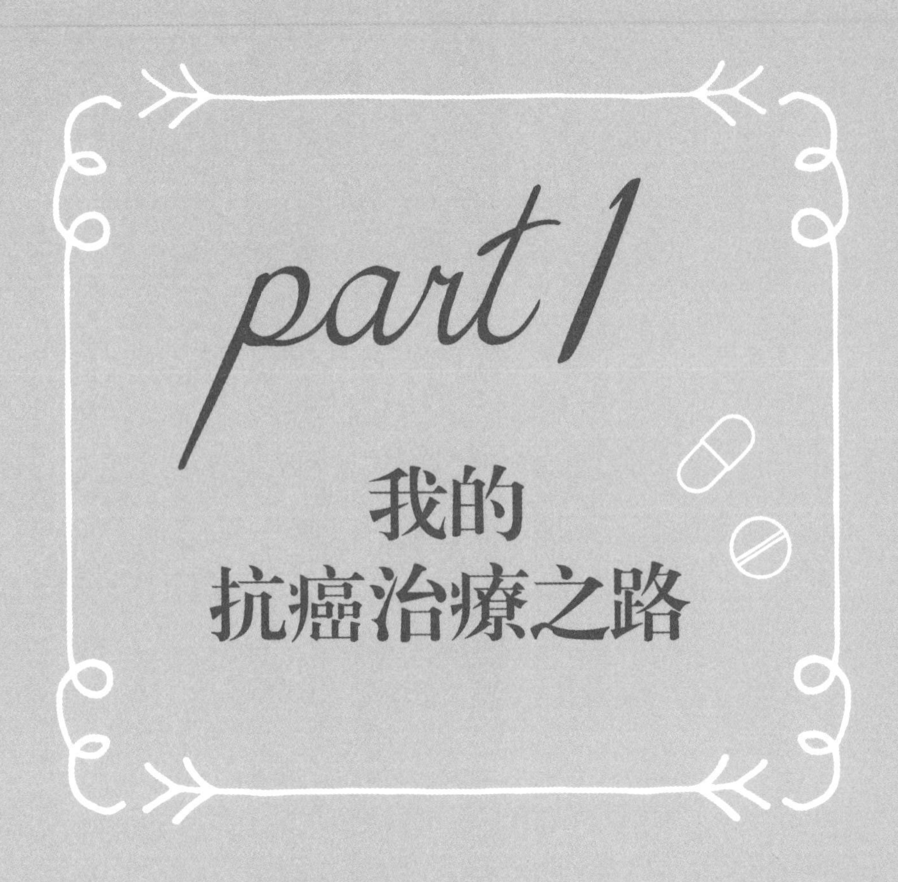

part 1
我的抗癌治療之路

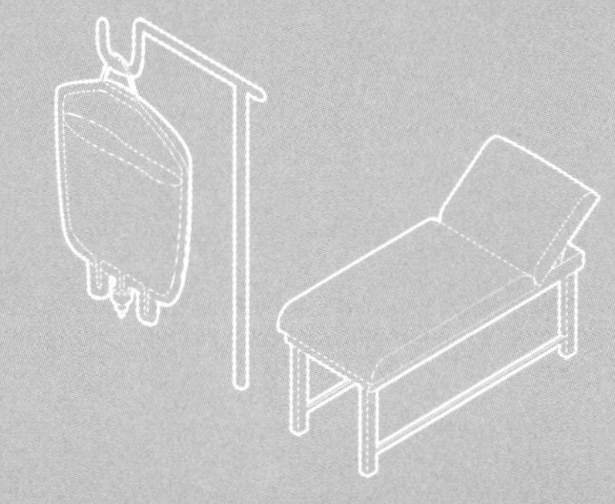

01 從母乳到乳癌的發現

那一年我35歲，從沒想過有天我會成為兩個孩子的媽！

著床的第一個月很走運地在公司尾牙抽中全球不限航點機票兩張，抽獎運一向很差並且連續揹龜十年的我與沖沖地準備人生第一次的歐洲自助行，卻在出發前一週驗出小宓悄悄住進我的肚子裡，剎那間粉碎了我醉遊歐洲喝美酒喝到飽的美夢。因為第二次懷孕已屆高齡，除了當時在半導體廠的工作必須每天經過金屬檢測門有點毛毛的之外，這次乖乖當個十足愛護自己的龜毛孕婦。比起第一胎的兵荒馬亂、狼狽憔悴，這次總該一切完美了吧?!

當時怎麼也想不到就在我剛生下小女兒小宓之後，還沒來得及感受所謂「家有二寶，操勞到老」的甜蜜負荷，還沒來得及賺到人生的第一桶金，還沒來得及和腦公規劃一家四口的美好未來……乳癌這不速之客竟然就這樣找上門來，讓我一夕之間成了「少」奶奶。而我發現罹癌的過程其實一點也不曲折離奇，就是摸到了不明硬塊而已。

我工作的科技產業女生屈指可數，當時辦公室沒有設置哺乳室，於是地方媽媽我只能每天中午和下午各抽出十幾分鐘躲在公司廁所用手擠奶。由於辦公室位於二十多年的中古複合式商業辦公大樓，共用的廁所不但老舊，偶爾還會散發出異味，最可怕的是一不注意還會有我的天敵小強（蟑螂）神出鬼沒，光是用手擠個奶也會折騰出滿身大汗，當時有著一股不論條件有多差勁，這一胎我必須餵母乳的信念支撐著我堅持下去，主要是大女兒小曦出生後不久，我就因為工作關係遠調外地，無奈之下作了假日媽媽的我沒有辦法提供母乳給小曦，所以小女兒出生時，用手擠到奶皺手痠我也照六餐擠到飽……。

產後回到職場的媽媽們肯定心有戚戚焉，犧牲了許多零碎的休息時間，腦中的擠奶鬧鈴總是發出滴答滴答的倒數聲提醒著自己，若不幸錯過擠奶時間就會變成石頭奶，被一碰就痛的緊迫壓力天天纏著，真心覺得職業媽媽都很了不起啊！

原以為我的母奶人生大概就這樣日復一日持續至女兒斷奶，直到某一天，我一如往常在廁所擠奶，結果無意中在左胸靠近心臟深處摸到一顆小圓球，一開始還天真地以為只是單純的手擠不乾淨所造成的塞奶硬塊，還想著回家後讓寶寶的下巴對著硬塊方向親餵就可以緩解。但是過了幾天之後，我發現這顆頑強的小硬塊竟然不為所動，當時一度想就此蒙混過去，覺得自己不可能那麼衰（這是錯誤示範啊！奉勸哺乳期的媽咪們親餵後仔細觀察一下，若那玩意兒還在，不管是不是乳腺塞住都去醫院做個檢查，大意的錯過本身就是一種過錯啊）。

奶奶檢查初體驗，超音波、乳房攝影、粗針切片通通來！

鴕鳥了將近兩週，看不下去的腦公壓著我去台中大墩南路風評甚佳的乳房專科診所掛號。當天自費做了超音波、乳房攝影，超音波沒有痛感就不提了，乳房攝影擠壓胸部的方式讓人喘不過氣，還好拍照時間非常短，每換一個角度重新夾乳房會讓我休息幾秒然後再夾，一共會拍六張照片（也就是乳房被輾壓六次啊～）。當時還在餵母奶的我甚至還噴奶在儀器上，實在太糗了！

原本慶幸做完超音波、乳房攝影後並無發現異常之處，直到我多嘴說了一句：「覺得這顆小東西長大的速度很快。」當下診所的崔醫師表情嚴肅地對我說：「長得快的通常不是好東西！」於是我立刻決定加做粗針切片，簽完手術同意書之後毫無懸念地躺上手術床。

有人形容乳房攝影就像進電梯奶先到人未到門就關起來那般疼痛，我只能說跟接下來的切片相比，乳房攝影根本是奈米級的痛啊！做粗針切片前，崔醫師會打局部麻醉，不忘搞笑的我還提醒她務必加重劑量，因為本人酒量超好，對麻藥的感受一定要加強再加強（這當然只是我在說笑，醫師施打麻醉時會有其專業的判斷）。

就這樣，我迎來人生第一次的粗針切片。手術時我從開始痛到結束，切片就像釘書機的聲音，每「喀擦」一下，我就痛到不自覺地抖一下，還好四下就結束了。其實整個過程非常短，崔醫師動作也很俐落迅速，應該要給她一百二十分，但麻藥對我來說打不夠，失敗！我要扣二十分只給她一百分。

還記得當天回家後因為還在脹奶的關係，傷口一直很痛，如同有人從胸部深處向外擊出拳頭一般，被血水滲透的內衣看起來也相當怵目驚心。而我在回程車上擠的奶經過幾小時沉澱之後，腦公準備拿出來加熱給女兒小突喝時，竟發現瓶底有好幾束血絲沉澱，趕緊拍照傳給在樓上哄睡小孩的我看，當下有股不祥的預感，只覺得持續滲血的左邊胸部疼得厲害。看著摻雜血絲的母乳瓶，內心不禁湧起一陣委屈，但比起宣布確診晴天霹靂的那一天，這時的煩惱根本比一塊蛋糕還要小，是迷你杯子蛋糕來著！

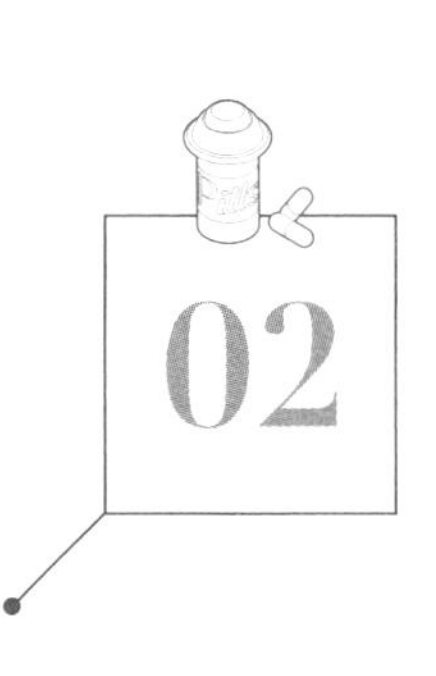

人生史上最震驚的Moment：粗針報告出爐

直到打字的現在，還是驚懼交加，心有餘悸。乳癌確診那天，我的手機有兩通未接來電，一向沒有回撥習慣的我不曉得為什麼那天竟然主動回撥了。以前常覺得若是重要的電話對方一定會再打，自己便很率性（沒禮貌）從不回撥，現在想來覺得人的第六感真準啊！

電話接起那端傳來有禮貌又甜美的聲音說：「崔玉珠診所您好。」快速確認身分之後，我還不知死活一口答應立刻回診看報告，當時心情超輕鬆的，只當作去完成一件待辦事項而已，後來想想真覺得那是此生最後的不知天高地厚了。

因為從三天前的超音波和乳房攝影片子看起來，我的惡性腫瘤界限分明就像一顆乖巧的腺瘤，沒想到竟是偽裝成好人的壞傢伙。多虧崔醫師細心聽我主述，發現它長大速度滿快的，也好險當場有立馬加做粗針切片，現在回想起來真的好慶幸，差一點就要害了自己。

當醫師宣布「是乳癌」的時候，我記得自己看著崔醫師口罩上方美麗的大眼發楞，接著不知哪來的EQ讓我面帶微笑詢問後續治療，我聽見自己的聲音有條有理地討論腫瘤大小、期數與治療方式。愛美的我第一個問出口的問題是：「我會掉頭髮嗎？」醫師緩緩地點了頭，安慰我現在的假髮選擇很多，戴起來都很自然，不要擔心會被看出來。我果然是個沒經驗的，開始治療後才發現「掉髮」真是最最最輕微的副作用了。

崔醫師接著問我有沒有喜好的醫院？我搖搖頭。到了三十好幾的年歲，這輩子除了生小孩算得上大事，進出過沙鹿光田與台中林新醫院，平時連感冒都不去診所，仗著年輕放著讓小病痊癒的自己怎麼會有喜好的醫院呢？

崔醫師聽了之後，隨即拿出中國醫藥大學附設醫院的轉診單，向我推薦乳房外科的吳曜充主治醫師，並耳提面命隔天早上就有診，讓我拿著轉診單趕快去排現場號。

我還記得自己直到走出診間臉上都帶著微笑，還不忘有禮貌地和櫃台親切道別，但一推開診所玻璃門便快步走回車上，顫抖著拿出手機，冒出冷汗的手指怎麼也滑不開手機的指紋解鎖，折騰了一分鐘好不容易點開LINE，分別對家人和腦公的群組輸入「我乳癌耶」這幾個字。

確診的第一晚，告知家人

確診的那天晚上，LINE群組不斷響起此起彼落的訊息。一開始媽媽和阿姨還以為我在惡作劇，斥責我不要亂說話，我順手拍了幾張萬惡的切片報告回貼在群組裡，接著家人群組一片靜默，而我的手機鈴聲卻響個不停，強作鎮定解釋了兩三通電話。

等到腦公下班後我開車到他公司附近接他，再換他來開車。腦公坐上駕駛座後，一邊開車一邊緩緩地開口問我：「這是真的嗎？醫生怎麼說？那我們該怎麼辦？」一連三個問號問得我心情莫名地煩躁了起來，重重地吐了一口氣後我盡可能平靜地還原下午和醫生在診間的對話。這時候我感覺到了，那從我熟悉的喉嚨發出的聲音彷彿不是我，我像是在唸台詞描述別人發生的事，我非常肯定自己的靈魂沒有出竅，卻實實在在地抽離開來，彷彿不這麼做的話沒辦法清醒面對這個意外。

半個小時的回家車程腦公開起來似乎特別漫長，一年至少會開五百次熟悉的回家路線，那日顯得特別地無精打采，少了平常順暢切換車道的默契，兩人一路無語地直達婆家。小曦在屋內聽到爸爸的引擎聲便快速地飛奔到鐵門邊上，透著紗窗向著車子裡的我們喊：「把拔馬麻，快來接我。」

下車前腦公跟我彼此對看，我們同時露出不知所措的眼神，前後嘆了一口氣便決定進屋後跟公婆報告這件噩耗。婆婆聽完之後似乎沒有馬上反應過來，她安慰我她認識的某人曾經去醫院開個門診刀就可以取出了，但公公卻立刻明瞭事情的嚴重性，垂下眼瞼沉默著。當我們對婆婆重新解釋一次這是需要化療的癌症而非良性腫瘤，婆婆漸漸地紅了眼眶安撫我們，告訴我不要怕，一定要好好治療，不要擔心孩子們，治病的這段期間會幫我多照顧女兒們，讓我專心治病。

很久以後，我才知道，原來那段時間公公有幾個晚上為我擔心得落下了眼淚，出身單親家庭從沒有過爸爸的我，從婆婆轉述的口中，聽到了父愛。

止不住的眼淚，「明年的今天妳還會陪在我身邊嗎？」

得知噩耗的第一晚總是最難受，縱使隔天必須一大早六點多早起衝中國醫藥大學附設醫院搶現場號，但深夜哄睡完好天真好可愛的小宓後，夫妻倆抱在一起哭了。嚴格來說，我只有哽噎，但腦公用流水席哭法度過第一個晚上，雙手遲緩摺衣服的時候邊流著淚問我：「**明年的今天妳還會陪在我身邊嗎？**」

拜託電視編劇把這段寫入劇本裡，這一幕爆炸催淚的啊～只見腦公雙眼佈著血絲抽抽噎噎地斜靠在床邊哭到睡著，半夜小宓討奶而我卻不能親餵時，腦公立刻翻身起床泡配方奶，他一邊餵著小宓一邊繼續落淚。後來我也無心睡眠，就摟著孩子親親抱抱，腦公不知哪來的靈感突然說要幫我們母女倆拍照。Oh My God，這種畫面超像八點檔會拿來放在主角回憶的感覺（超不祥的耶）！

即便如此也不想拂了腦公的興致，便乖乖讓他拍了我抱著女兒的半夜素顏照，本來心裡還有些扭捏，後來想想根本不用害羞，因為現在即使是素顏也比經過化療摧殘過後的身子美麗好幾百倍，一慘還有一慘慘，是吧?!

03

這時候才發現，能餵母乳有多幸福

得知罹患乳癌後，我不能再餵小宓母乳了。之所以會想讓小宓喝全母乳，是因為第一胎產假結束後必須遠赴台南出差兩年，當了整整兩年的假日母親，我對大女兒小曦總是懷著一分愧疚。自從知道妹妹小宓來投胎的那刻起，就打定主意這一次要堅持母乳。老實說，生下小宓後一開始親餵並不順利，小宓是個食量特別小的孩子，每次親餵不到五分鐘就秒睡，餓醒的頻率驚人，在月子中心時必須忍受四小時一次才擠奶，好訓練恢復上班的作息，半夜照樣起床不例外，初期幾乎每小時都脹成石頭奶，又必須忍受極大的痛楚兩手並用又推又壓把硬塊推散，好不容易等小宓的食量追上來了，經過一段辛酸的擠奶追奶，邊擠邊調整停止追奶達到傳說中的供需平衡之後，我卻必須因病退奶了（心碎）！

關於溫和退奶的小技巧

要在短時間內溫和退奶，並且避免乳腺發炎是有技巧的。首先，退奶不外乎告訴身體現在寶寶不需要那麼多奶了，請儘速減少奶水分泌，讓為娘的不會因為不擠就脹痛成石頭奶。深深佩服古時候乳母這個職業，真不是人幹的啊！

但退奶沒有那麼簡單，若信心喊話有效，我每天要唸一百次：「腫瘤君膩奏凱！」剛執行退奶的第一天千萬不能完全不擠，否則容易一秒變石頭發炎，剛好遇到本來就安排全親餵的星期六，我只讓小宓吸一下等待乳房稍微軟化就移開讓她繼續喝配方奶。第二天簡化到只吸一次五分鐘左右，其餘洗澡的時候擠出來但不排空，一樣擠到稍軟不要像脹破一樣難受就好。第三天我開始搭配中藥房買的麥芽丟進電鍋煮水喝下，喝到第五帖感覺沒有脹奶但仍覺得胸部硬硬我就停喝了，也從那時開始我恨麥茶的味道，因為那讓我有種不得不的委屈感覺。接著進入不擠也不會石頭奶的階段，可以感覺胸部摸起來外軟內硬稍有重量，剩下來只要什麼都不做，等它慢慢完全退奶就可以了。

切片後因為脹奶的關係我的傷口好得很慢，左胸不時抽痛。雖然之前一直嚷嚷著：「好想喝酒喔，乾脆退奶算了！」但真到退奶的這一天又很捨不得，尤其經過以前餵奶時期總要去繞繞的百貨公司育嬰室，好希望這只是是場噩夢，快點讓我醒來吧！該面對的還是躲不掉，我能做的就是把奶退光後快快接受手術跟化療，保住小命最重要。

04

初見主治醫師——我的救命恩人

中國醫藥大學附設醫院乳房外科的吳曜充醫師，雖然在我的網路文章裡自作主張親切地喊他充哥，但其實每次見到本尊，我都是恭恭敬敬地喊「吳醫師」，一點也不敢踰矩。這絕對不是因為充哥難以親近，相反的，充哥還是個安撫病人情緒的好手。

和充哥第一次見面是二零一七年2月10號，我記得非常清楚那天有寒流，由於當天必須帶著轉診單搶掛現場號，早上六點多外面還冷得半死我就穿著厚厚的帽T和發熱衣出發去醫院，即便時間還早，抵達候診區時竟也坐滿了七成的病患。我懶得去擠錯落相間的座位，靜靜地斜靠在燈號牆的旁邊，把身體重量交給那一層薄薄的隔間牆，牆後也許就是我未來的救命恩人。

等待的時間有些久了，我開始觀察候診區的人們，雖然沒有人戴著頭巾，還是很容易能觀察出來哪位是戴著假髮的病友。那時我還想著，前一天崔醫師說現在的假髮都很自然果然是隨口安慰我，我這外行人隨便一瞧就可以看出哪些是假髮了。我的心直往下沉，前一天告訴自己外表不會被影響太多的自我說服瞬間破碎。正胡思亂想之際便輪到我了，低著頭進入診間客氣地喊了一句：「吳醫師好。」就聽到對方快速地回了我一句：「崔醫師打過電話給我，妳不用擔心。」我一坐下就準備脫下厚重的帽T，嚇得吳醫師擺擺手連忙說：「先不用脫，今天很冷，別著涼了。」突然間也意識到了自己的猴急，心底一陣好笑，竟然沒忍住就笑出聲音來，充哥聽到我笑，也笑咪咪地回我：「不錯唷，妳很冷靜！」，這才認真地打量了我未來的救命恩人。

過了大半年之後，腦公請人雕刻了一個精緻的木頭機器人，上面刻著「乳癌剋星」四個字送給充哥。媽媽看了充哥和我的合照，說我真幸運，充哥的笑容很溫暖，一看就讓人非常安心。有句話叫作「醫生緣，主人福」，在那個六神無主的時刻還好我遇到了充哥，很理所當然地沒有詢問所謂的第二意見就決定把自己的身體交給他了。

第一次見面就拿到充哥幫我申請的重大傷病卡，這張卡是健保大樂透身分的象徵，而且還滿優惠的，以後掛號可以省錢。雖然沒有實體的卡片，只是註記在健保卡裡以後繳費時可以打折，但從拿到卡的這一刻開始，我就真的不是原本的那個自己了！

第一次的門診檢查

充哥的門診人山人海，前一晚幾乎失眠哭得腦袋根本還沒回神的我跟腦公，在批價掛號處、服務台跟門診室來回跑了兩三次，才搞定轉診手續坐等叫號。當然第一次門診檢查的手續不可少，除了超音波再度檢查腫瘤大小與位置之外，也立刻安排全身檢查包括腹部超音波、全身骨頭掃描，看是否有轉移現象。

對我來說，超音波檢查堪稱驚嚇指數最高的檢查，看到醫師邊照邊對黑點量大小，真的有種說不出的恐慌，而骨頭掃描只要沒有幽閉空間恐懼症的都可以輕鬆通過。經過各式各樣的檢查洗禮後，我統計出8個令人阿雜（心煩）的回診與檢查瞬間：

1. 人山人海的候診走廊，沒穿內衣只罩著一層薄薄的檢查服，這時侯最怕網友上前深聊，身為半熟阿桑也會超尷尬。

2. 超音波診間裡，偷瞄根本也看不懂的螢幕黑點，看到醫生對黑色影子丈量大小做記號，疑神疑鬼又不能馬上看報告太煎熬。

3. 乳房攝影是痛感大Boss，據說胸愈小夾起來愈痛，基本起跳每次拍四張，如果被通知沒有拍好要再重來，當場哭都不奇怪！

4. 抽血檢查看似沒什麼，但遇到出手兇殘的，扎針一陣痛，抽針還甩尾，這一站完全靠運氣。

5. 兩個月一次洗人工血管，每次角針刺下來都會讓我有一種被水管插到的錯覺，port -A現在榮登全身上下最敏感容易痛的弱點。

6. 明明X光應該最輕鬆，詢問有沒有懷孕也是例行公事，但被看著突出的小腹問了兩次有沒有懷孕，眼神都不知道死幾次。

7. 骨頭掃描最easy，躺著進入躺著出來，偏偏回家24小時不能抱小孩，腦公哀怨小孩咒怨！

8. 回診看報告最刺激，主治每一個停頓、凝神、皺眉頭都可以讓人腦海裡跑完一次前世今生！

崔醫師之前有和我解說過，若轉診中國醫藥大學附設醫院，院方會回頭調閱切片資料，重新做一次健保給付的染色檢查，通常需要兩週時間，亦可以選擇自費在做切片的診所送檢，為了早點知道結果不要疑神疑鬼，我當然選擇自費四千多做染色。接下來，我只要乖乖等崔醫師的檢查報告出爐，再拿給吳醫師評估就可以了。

此時已知腫瘤1.7cm，分化程度grade II（中度），在總共三個等級裡屬於分化越快的越不好，表示癌細胞非常活躍，攻城掠地的速度很快。由個案管理師帶著我們離開門診到核子醫學中心排日期檢查，收集完這些報告後就是等手術時間跟療法的重要時刻了。

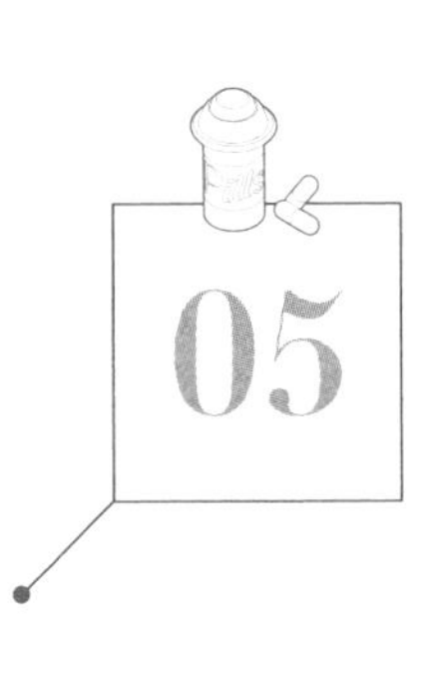

05

老天讓我中「大獎」——最棘手的三陰性乳癌

上一篇提到的染色報告就是利用腫瘤表面所呈現ER、PR及HER2的差異，把乳癌亞型分成，管腔A型、管腔B型、三陰性型、Her2過度表現型。若是ER或PR陽性，稱荷爾蒙受體陽性，這類病患能從荷爾蒙治療中獲益；若是HER2有明顯的過度表現，稱HER2陽性，一般人熟知的anti-HER2標靶藥物，如賀癌平（trastuzumab）、泰嘉錠（lapatinib），只對這類病患有幫助；三陰性乳癌約佔所有乳癌的10～15％左右，相對於其他三者，三陰性乳癌的治療選擇相當有限，幾乎僅能以化療為主。

在未知自己屬於哪一種乳癌亞型時，就好像老天幫我準備一個摸彩箱，看看我會抽到哪一個，結果我的粗針染色結果出爐，竟是最不想接受的那一型——三陰性型！這類型的乳癌最難纏，打個比方就如同打仗時，醫生能用的子彈很少，子彈（化療藥劑）打完後就只剩下病患本人跟癌細胞的近身搏擊了。

就像電影《13小時：班加西的祕密士兵》一樣，傭兵在無後援的情況下要獨撐13小時直到援軍（化療新藥）到來，但三陰性復發的機會較其他類型的乳癌為高，腦部轉移的比例也高。一旦轉移或復發，可用的藥物治療選擇又比其他類型少，因此預後很差。

聽到這些簡直晴天霹靂加上被雷打到般難以接受。確診前一天還跟腦公開心地看車，確診後哭哭啼啼地打算拿分紅來打一年的標靶治療，結果三陰性根本打了也沒用，連這筆錢都省下來了啊！

人生就是無常，想太多也沒用，從被告知罹癌那刻開始，人生已不照原定計畫走了，相信接下來每一天的生活都很精彩（驚嚇）！

06

和吳醫師一拍即合的好默契，確定手術與治療方針！

即使把恐懼與憂慮用看起來正面的文字抒發在文章上，真到了回診的那一天仍是不免戰戰兢兢。因為這天除了決定手術跟治療方式，更重要的是前幾日做的腹部超音波要開獎了；如果看到不明陰影，代表拍咪啊（癌細胞）可能已經成群結隊地擴散出去，瞬間一期變四期連保持假笑都辦不到。檢查的結果讓人捏把冷汗，我的腹部除了可恨但不致命的脂肪好朋友之外，算是清秀乾淨。

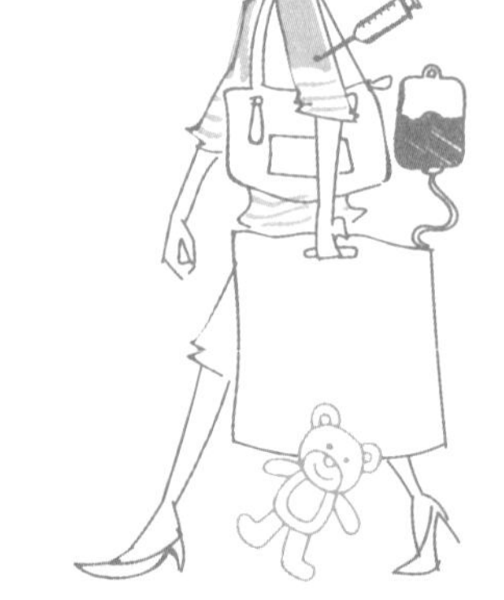

我跟充哥一致的默契就是「治療要快」！只要決定要做什麼就沒耐性等待的我，恨不得立刻讓腫瘤滾蛋。充哥知道我的想法後，一臉贊同地對我說，太好了，他就喜歡我這種病人，不哭哭啼啼，不虛以委蛇。充哥說很少見到像我如此積極的病人，他對我非常有信心。

我腦袋裡把癌細胞幻想成被阿飄附身，要趕快請厲害的師父（就是充哥）幫我趕走它，不然會吸乾我的陽氣啊！滿腦子想著「阿飄退散、阿飄退散」，都生死交關了還天馬行空地胡思亂想，連我自己都覺得太好笑啦！

因為三陰性的緣故，有幸嘗試「先化療，後手術」的時髦療法，親切可人的充哥會先用第一線化療用藥小紅莓。由於後續還有放療，我怕會增加心臟的損害，所以選自費的微脂體小紅莓先殺一輪，看拍咪啊（癌細胞）有沒有縮小，再用紫杉醇加鉑化合物設計共六到八次的化療，試圖找出三陰頑童的死穴！

雖然化療後病理完全反應（pathologic complete response, PCR），在陽性病人身上約莫只有10～20％的效果，但在三陰病人身上可以看到40～50％甚至是60％的幫助，儘管仍有15％的病友對化療完全沒反應，但走在繩索上的堅強女人是沒有退路的（挺）。

電燒刀發出「滋，滋，滋」聲響加上人肉燒焦味——我植入了人工血管

前面幾篇文章寫這麼歡樂，完美詮釋了何謂「七月半的鴨子，不知死活」。真的進入手術房執行所謂的小小門診刀放置人工血管，這才發現我的心臟強度比蚯蚓的還小。裝置人工血管的目的，主要是方便以後施打化療藥物，才不會發生打完一次化療就消失一條血管，以及遇到護理師找不到血管使我白挨好幾針的慘況。

因知道化療開始後不能生食，放置人工血管手術的當天中午，我還嘴饞地吃了壽司大快朵頤一番，為接下來將近八個月完全熟食生活默哀，下班後再飛車衝去醫院植入人工血管。

雖然血管外科的吳青峯醫師非常專業技術又好，護理師妹妹們貼心又溫柔，我竟然還是怕得兩腿發抖，其中一位護理師妹妹以為我冷，還拿了一床溫暖的被子覆蓋在我身上，但手術過程臉完全被蓋住的我還是不爭氣地「啊~哼~」了幾聲。

剛打完局部麻醉不到1分鐘，吳青峯醫師就開始下刀，正在想著麻醉效果有這麼快嗎？我就感到有些刺痛，電燒刀發出「滋，滋，滋」的可怕聲音，加上陣陣的人肉燒焦味。由於臉被蓋住什麼都看不到，更加放大了我的痛覺一百倍。青峯一定覺得我的反應太誇張，還是耐著性子和我小聊兩句，雙手快速植入人工血管，接著縫合傷口。縫合時肉被拉扯和穿引的感覺超噁心，當下一直想著不如全身麻醉吧，局部麻醉真是全世界最折磨人精神的手術法。

護理師妹妹術後邊對我說辛苦了，邊開始閒聊我自費的防水塗料很威，廠商來介紹的時候塗在手上洗手四天都搓不掉，頓時覺得我的傷口有被好好照顧充滿信心，加上不用拆線（早期的還是要拆線痛2次），真是現代醫學進步的大福音。裝完人工血管隔天就可以開始化療，即便是塗了貴貴的自費凝膠，我還是不敢讓傷口碰水。每當洗澡時對著鏡子檢查有沒有不小心濺到水時，看著歪七扭八的縫線，我真的好難過，恐懼著自己要接受的未知考驗還委屈得差點逼出了眼淚。從確診開始一路喊著「把癌症當成慢性病就好」「我要積極治療」等等精神喊話，然而這一刻，我真的有些害怕了……

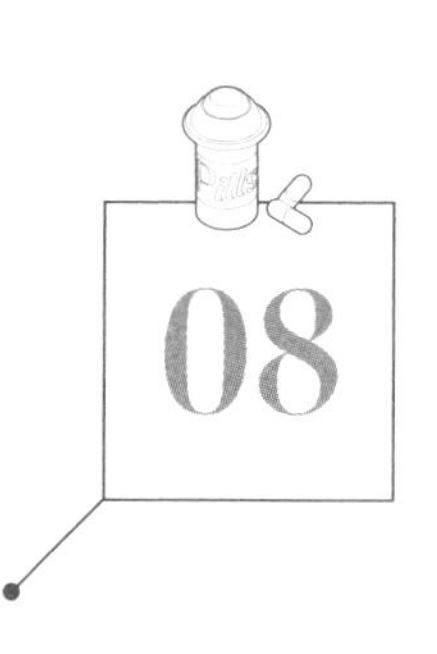

08 剃了光頭，才知道什麼是淚如雨下

自從知道療程要打紫杉醇，我就有頭髮會掉光光的心理準備，而且紫杉醇掉髮的速度非常快，也很戲劇性地一次掉一把，完全就像電視上演的那樣，下一個鏡頭就會跳出滿臉蒼白的女主角戴著帽子坐在輪椅上，這時出現憂傷的配樂算是全戲一大哭點。想到接下來的日子我會頂著一顆光頭，網購達人哇本郎（「我本人」的台語）靈機一動上網搜尋「頭巾」，網頁出現的都是令人匪夷所思的圖片，壽司師傅那種就算了，還有蒙面的忍者到底是什麼用途？我這麼愛水的地方媽媽，戴這種頭巾一定不敢出門啊！

於是我急著打給我人生中離時尚最接近的一次，就是拍婚紗照時幫我做造型的造型師娃娃Qwawa劉光馨，她是敝人學生時代就在追蹤的網拍名模，後來轉型成專業造型師。娃娃本人美麗又親切，是我心目中的女神。想當年我和腦公拍婚紗照的時候，有幸由她操刀設計造型，每張照片都讓我滿意得不得了，畢竟是一生一次的婚紗照嘛。娃娃知道我生病的事情後，特別錄製幾段音檔傳給我加油打氣，真的揪甘心。她還熱心告訴我Zara和H&M有不少好看的頭巾，建議尺寸要買120×120比較容易做造型，還說抽空會教我如何綁得好看，又正又暖的女神太不科學了啊！

儘管認真做了不少事前的準備，真的到了剃頭的那一天還是不爭氣地落淚。還記得我預約台中希望小站剃頭髮是化療後的第11天，其實在帶著兩個寶貝進行南台灣親子遊時，第四天我在高雄的飯店住宿當晚洗頭就被順著蓮蓬頭水流而下的大片落髮嚇傻，我睜開眼看著鋪在淋浴間地板磁磚上的頭髮很快就因塞住排水孔導致淹水，攪和在水裡的頭髮迅速淹過腳背，看得我怵目驚心，忍不住哭了。眼淚一流下便被蓮蓬頭熱呼呼的水給帶走，我愣了一下看著混合眼淚的熱水和頭髮越淹越高，差點要滲出乾濕分離的門外，才趕緊蹲下，徒手撿拾塞在排水孔裡的頭髮，當下感受到強烈的委屈和害怕，雙手不停撈卻怎麼也撈不乾淨似的。看著被我抓起來放到一旁的落髮糾纏在一起的模樣，我在浴室開著最大的水龍頭大哭了，希望讓水聲掩蓋我的哭聲。儘管如此，腦公還是發現我在哭。他走進浴室跟我說：「沒關係，假髮都預備好了，明天回台中我們就去剃頭髮吧！」

於是隔天收拾好行李我們連家都沒回就直接結束高雄之旅，前往台中希望小站接受剃髮。剃髮前我在車上準備了頭巾遮蓋我掉髮掉得七零八落神似火雲邪神的外型，戴著頭巾的我真簡直就像個病人，不對，我本來就是病人，只是一直努力讓自己活得像一般人而已。可是真正開始剃髮的時候，剃刀的聲音讓我害怕，剃刀接觸軟軟頭皮的感覺讓我感到噁心，看著自己僅剩不多的頭髮一排接著一排的消失，鏡子裡的光頭真的是我，那一刻心真的好痛，昨天徒手在浴室撿頭髮的強烈委屈感又再度襲來，用力咬著下嘴唇的我無聲地落下淚來，幫我剃頭髮的志工發現我的難過，好意的安慰我兩句，反而讓我一時忍不住哭出聲音來。我強迫自己深呼吸，甚至在心中默念九九乘法，好不容易在默唸到六的乘法才控制住難過的情緒，原來，我真的沒有自己想像中的那麼堅強！

於是隔天收拾好行李我們連家都沒回就直接結束高雄之旅，前往台中希望小站接受剃髮。剃髮前我在車上準備了頭巾遮蓋我掉髮掉得七零八落神似火雲邪神的外型，戴著頭巾的我真簡直就像個病人，不對，我本來就是病人，只是一直努力讓自己活得像一般人而已。可是真正開始剃髮的時候，剃刀的聲音讓我害怕，剃刀接觸軟軟頭皮的感覺讓我感到噁心，看著自己僅剩不多的頭髮一排接著一排的消失，鏡子裡的光頭真的是我，那一刻心真的好痛，昨天徒手在浴室撿頭髮的強烈委屈感又再度襲來，用力咬著下嘴唇的我無聲地落下淚來，幫我剃頭髮的志工發現我的難過，好意地安慰我兩句，反而讓我一時忍不住哭出聲音來。我強迫自己深呼吸，甚至在心中默念九九乘法，好不容易在默唸到六的乘法才控制住難過的情緒，原來，我真的沒有自己想像中的那麼堅強！

09

最舒服的檢查項目──核醫科骨頭掃描

檢查當天是號稱有16公斤的大女兒小曦（乳名妞妞）的3歲生日，媽媽我超想幫寶貝過生日啊！偏偏這天剛好排定核子醫學骨頭掃描，身體會有微量輻射，所以24小時內不能接觸孕婦和小孩，加上確診生病後被視糖為毒物的腦公下「禁糖令」，以後要吃生日蛋糕大概只能等到八十大壽了（不過我現在膽子又大了起來，偶爾還是會來個歡樂的下午茶時光）。為什麼要做骨頭掃描呢？因為骨頭是乳癌最常發生轉移的部位之一，所以醫師會用骨骼掃描來做術前評估。核醫科骨頭掃描算得上是最輕鬆的檢查了，早上九點先打一針顯影劑，接著被叮囑喝水1公升，就可以到處趴趴走等下午四點回來進白色隧道（掃瞄儀器）即可。

神祕嘉賓突襲來訪

萬萬想不到的是，有位神祕嘉賓剛好選中檢查的那天從桃園飆到台中突襲，完全沒有事先通知就已在我家門口堵我，她眼睛紅紅的看來已經哭過一輪，於是我又開始擔任堅強樂觀的好榜樣，小胸脯都拍腫了才肯相信自己絕對可以應付。出來放風的我又不方便帶她逛街、吃下午茶，於是特地挑了人煙稀少生意不好的火鍋店免去易被感染的風險。席間我的人工血管傷口隱隱作痛，仍面不改色和她談笑風生，請叫我三國女漢子。（呼籲一下，這種突來抓猴式的探訪對病人來說是種負擔，好孩子千萬不要學啊！）

吃飽送走神祕嘉賓後，下午準時回到核醫科躺好，準備接受掃描。第一輪先擺立正姿勢等著機器掃描十分鐘，第二輪雙手放在頭上照兩分鐘就搞定，連衣服都不用換有種自己不是個病人只是一般的健康檢查的錯覺，儀器上還貼了兩張動物貼紙讓我印象深刻，挺幽默的這醫院XD。

檢查結束後回到家洗去醫院的味道，腦公傳來公公婆婆為小曦準備的卡通蛋糕，一家人歡樂慶生的照片讓我的眼眶酸疼。就在一個月以前，我答應寶貝要帶她去玩時下流行的蛋糕DIY課程，陪她親手做一個生日蛋糕；就在一個月以前，我買了一件小女生最愛的澎澎裙洋裝準備慶生那天穿，而此時，我不在女兒身邊，小曦切的不是我跟她約定好的親子蛋糕，穿的不是媽媽為她精心準備的小公主裝，我甚至不知道往後，能不能陪著她過每一年的生日。

10

開始化療了，心在淌血的副總統級病房

結束了術前各種評估，終於要開始入院化療了。話說醫院的病房也有分等級，但重點是不管哪一等級能住到都要偷笑，因為排隊等著要化療的人實在是太多了，理想的房型只能候補、候補、再候補，就算是精打細算、要養兩個孩子的地方媽媽，面對第一次的化療，我豁出去了，咬牙入住貴鬆鬆的副總統級病房。（總統級套房更貴，而且都訂滿了！）

本以為這次就算是大手筆了，沒想到後面幾次病房競爭更加激烈，最後只能忍痛入住11,900元的VIP病房了，癌友的病房競爭也太激烈了吧！這次住的復古懷舊病房含稅要價7,800元，且不含早午餐和行李接送，單點化療藥物微脂體小紅莓套餐另加27,000，住一晚可享有點滴注到飽的服務，若不幸發燒就要自費再住N晚直到主治醫師充哥准許離開。

儘管房內裝潢復古，但智慧病房內附一台新潮的平板，上面有醫院專屬的病房APP可以查詢本人的醫療服務，如體溫、血壓、什麼時間該吃什麼藥，還可以點餐和玩遊戲，或直接在上面和護理站溝通，讓護理師疲於奔命（開玩笑的，沒這麼壞心啦）。

愛乾淨的我入住後立刻衝去洗澡，深怕點滴一接上就插翅難飛，結果護理師和醫師助理們要進來量血壓跟安裝人工血管的角針時我都在洗澡，隔著浴室門聽到他們提醒腦公什麼東西可以自費，立刻半裸推門大喊：「自費的藥我都要打！」完全暴發戶噴發，結果發現是烏龍一場，那些防止黏膜受損的藥現在根本用不到，自己瞎緊張！

真正的大魔頭是點滴裡的前導藥品，有止吐15min、胃藥30min、維他命B 30min、類固醇30min，還有最後一劑抗過敏藥物。護理師一打進點滴，我的睡意突然襲來，就這樣昏睡過去，完全沒發現化療藥物在半夜竟然就打完了，而且點滴都還收走超沒有臨場感，第一次化療就在迷迷糊糊之中順利結束了。

11

和跑步機當好朋友

話說生病前的我根本懶人一枚，下班只想窩在我的寶座L型沙發上耍廢，滑著手機搜尋美食部落客分享的文章，等著休假時相揪親友吃吃喝喝好不歡樂，加上我有輕微的潔癖，非常討厭汗水和異味，厭惡的程度到了走在路上和人群擦肩而過時會習慣性地暫時閉氣，就怕不小心讓令我不舒服的味道竄入鼻孔，會使我有種領地被侵犯的感覺；只要身體流汗或月事來時覺得黏膩不舒服就想找機會沖澡，夏天時最高紀錄一天沖了四次澡，以前的我根本不會主動接近「運動」這檔事。

從小學有印象開始我就痛恨跑步，更討厭腦公結婚後總是拉著我陪他去附近的國小操

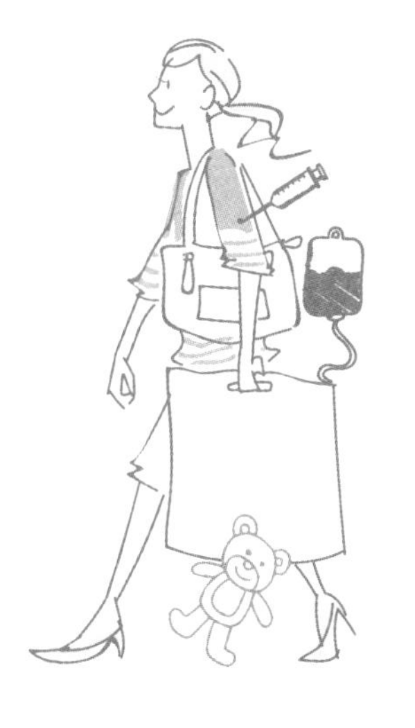

場跑，往往最後都是我偷懶沿著PU跑道敷衍地繞著圓圈走，慘輸旁邊快走聊天卻臉不紅氣不喘的阿姨們，這時腦公就會搖搖頭嘆口氣指責我實在太沒用，沒想到措手不及就生病的也是我，腦公更加篤定我偷懶的報應就是健康也被偷走。

生病後發誓要重新作人培養對身體好的生活習慣，但我不想戴著假髮在外面運動，光是想到流著滿頭大汗好不狼狽的模樣就不開心。腦公為了逼迫我養成規律運動的習慣，特地買了一台跑步機放在家裡，規定我每天和跑步機來個至少一小時的快走小約會，有電視和音樂陪伴邊聽邊跑的時間過得很快，加上腦公不時的查勤檢查我當天運動了沒，我也只好真的很乖很勤奮地天天快走。

動起來！化療也要勤運動

我第一階段的化療藥物是小惡魔微脂體小紅莓搭配癌得星，微脂體小紅莓會有程度不等的手足腫痛症候群，最明顯的副作用是手指腳趾末端有熱熱的脹痛感，我看過體質敏感的癌友分享的照片，嚴重時幾乎體無完膚要靠泡冰水緩解疼痛，尤其運動之後更加嚴重，好在微脂體小紅莓的藥廠有發送冰敷袋幫助鎮痛，能在運動後全身細胞熱起來的時候幫助手指腳趾迅速降溫，不然樂極生悲手腳會變成敝人小時候的偶像不老潘迎紫《浴火鳳凰》

裡的「嗶啵」！

化療完第一週乖乖地連續幾天快走讓身體大量排汗，趁機補充大量水分來加速藥物代謝，以往OL的生活一整天下來哪有辦法喝得下3000 C.C.的水，工作時沒喝水根本也不覺得口渴，但這樣太虐待身體了，反而化療後開始運動讓身體流汗了自然就渴了，對我來說此時喝水比較不會反胃想吐，而且喝水也是有祕訣的，千萬不要一次灌幾百C.C.的水，務必慢慢喝讓身體吸收利用完再代謝出去，不然喝得快尿得快，副作用來不及代謝，細胞還是渴啊！

話說回來，打化療的噁心感對我來說很神似像害喜，差別只在真孕婦掩嘴其他人會心一笑，假孕婦想吐都是來真的沒在客氣。化療期間我運動的強度不會太激烈，尤其有裝人工血管的那一側，一定要避免做外擴轉動手臂或重壓拉扯等動作，所以訓練肌力的棒式和彎曲程度較大的瑜珈都要先暫停。雖說並不是所有裝Port-A的人都禁止做伸展，但偏偏又不知道自己會不會是特別倒楣的那一個，所以在化療初期的時候，我並不會要求自己完成什麼了不得的運動訓練，反而選擇溫和的走路，邊走邊進行腹式呼吸，讓接受化療藥物的細胞歇一歇、喘口氣，再幫我好好打贏這一仗！

12 乾，不要碰我肩膀！

此篇勸世文提醒有安裝化療利器「Port-A」（俗稱人工血管）的捧油們，切記把人工血管當命根子般保護，肩膀和鎖骨千萬勿為外人碰觸，否則就會像我已賜名為鍾碩的Port-A一樣變成在韓劇《W－兩個世界》中被原子筆插胸的慘況，看我們鍾碩表情多悲壯，如果我的Port-A有臉它就長得和鍾碩一模一樣！

由於不久前才開刀植入，因非常擔心自己照顧不好傷口，還加碼自費防水凝膠貼傷口，結果隔二天打完化療撕膠帶的時候，我的1,445元約莫撕了289元起來。傷口約5公分，藍色凝膠約短少1公分，故推估浪費將近300元（為什麼這麼無聊算這個？因為我是工程師宅宅啊！）

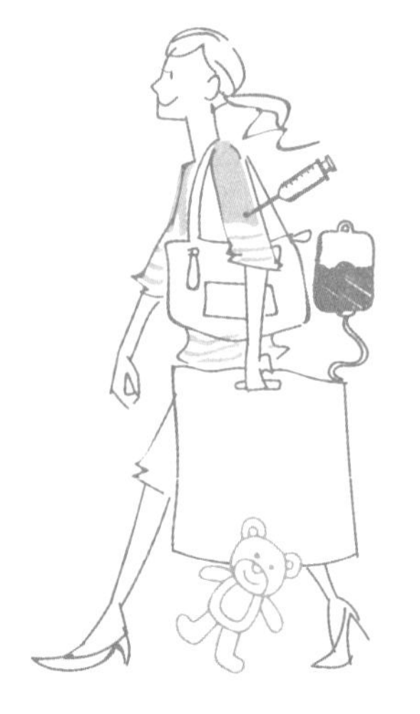

Port -A通常安裝在有惡性腫瘤準備開刀的乳房另一側，像我的腫瘤在左邊靠近心臟的部位，Port -A就安裝在右邊鎖骨下方大約三指的位置，隔著皮膚觸摸有種很奇怪的感覺，就像某種神祕的按鈕讓人手癢想按壓，但可不能真的粗魯對待Port -A唷。

除了不能按壓，也要避免它移位，所以同側之手臂不能做360度旋轉、擴胸、提重物、舉重、打高爾夫球等等NG動作，可是對家有幼兒且正是高度需求要抱抱的年紀，不提重物這一點真的很難避免，加上日常生活購物很容易超重5公斤，於是間接影響了我的購物習慣，捨棄逛大賣場搬貨而轉向網路購物，最後自己竟然也開始經營網路購物，這是當初始料未及的意外收穫。另外，裝Port -A必須避免感染的問題，一旦Port -A感染就要挖掉不能使用，也不能重新安裝回同一側，而感染嚴重的甚至會引起敗血症，萬萬不能掉以輕心。

Port -A安裝初期腦公時常忘記我有傷口，習慣性地搭著我右邊肩膀，而16公斤的大女兒正是如毛毛蟲般愛扭動的可怕3歲，換尿布時小手也會不安分地捏我肩膀覺得好玩，連理論上最無害的軟體動物小宓嬰兒，只要我直立抱著她時，她的頭就會在我胸前撞來撞去，以致於我的鍾碩第六天縫線處還是紅腫歪曲，有點蟹足腫體質的我真的想把鍾碩送回去韓國美容一下啊。

13 腦公從少爺變成我堅強的後盾

愚婦必須承認生病前最喜歡上網看人妻部落客幽默揶揄枕邊人的文章，身為孩子的媽一起同仇敵愾好不歡樂（慚愧掌嘴）。直到生病之後才深深覺得人真的很渺小，上天隨時可以收走妳擁有的一切，不論之前多努力地獲得，「咻」一下拿出確診書在妳面前打開，人生從此變了樣。

學歷、工作、人際關係在疾病面前通通派不上用場，只有擔憂妳生死的家人和治療時可以讓身體好過點的金錢才真實；尤其是腦公以前被我伺候得在家幾乎無行為能力，結婚以來從沒有切過一次水果，若冰箱沒有我事先準備好的水果盒，就很乾脆地不吃了，以往做任何家事都要拖著我一起，曬衣服也要我陪著整理，一件一件撐好放到衣架上再由他接手掛到曬衣桿上；而我生病後雖然腦公仍然堅持不切水果，但最不愛逛大賣場的腦公竟然辦了張美式賣場的會員卡，就為了買新鮮進口的櫻桃、葡萄等不用削皮的水果，回家放到臭氧殺菌機裡消毒後，再用過濾水幫我洗好放在冰箱，頓時有種「兒子終於會自己動手不會餓死，少爺長大」的感覺，太令人感動了。

化療期間某日腦公下班後飛車半個小時送我回中國醫藥大學附設醫院做例行性抽血檢驗白血球狀況，開車途中接到婆婆的電話告知小宓有感冒的症狀，下車後幾乎用跑的快速抽完血，又急匆匆地開車趕回沙鹿載小宓看小兒科，工作勞累了一整天，下班後兩個小時之內跑了反方向的兩家醫院，我們到晚上九點都還沒摸到晚餐，而這只是我生病後的日常。

從確診到現在將近一個月，對疾病的恐懼已經慢慢淡去，取而代之的是氣自己對現況無能為力，在最不恰當的時候生病拖累家人，如果疾病晚個二、三十年再來，我退休了，房貸繳完了，小孩長大成人了，是不是就可以偷偷躲起來等斷氣（搥胸口馬景濤上身）？

但腦公少爺認認真真地告訴我，雖然他時時刻刻都很擔憂若我生病影響了日常生活的流暢度；若我生病影響了收入會拖慢我們人生清單的完成時間；若我生病影響了曾經讓他一眼就愛上的外貌……生平講話以毒舌自豪的少爺說，雖然以上這些對他來說都有點重要，但還是比不上我健康地陪他一起變老、看寶貝們長大更重要！

平常若我不哄騙絕對不會主動說愛的傲嬌獅子座腦公，這次如此上道，代表我的養成遊戲成功破關，愚婦得少爺腦公此生足矣！

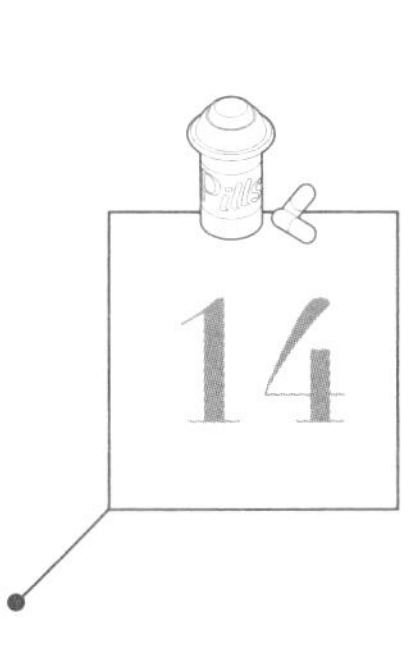

14 第一次化療後的副作用

時間咻一下過去了，第一次打微脂體小紅莓化療後距今第三週了，從化療前就一直很擔心副作用會搞得人半死不活，江湖傳言「不被癌症弄死也會被化療給整死」，這麼危言聳聽身為愚婦也是挫咧等（台語，指令人害怕的事即將發生）。

簡單描述一下療程中會做哪些檢查，第一次拿到兩三張不同功能且沒有押日期的回診單我一頭霧水，露出智商至少低一半的眼神無助望著我的美女個管師（也就是在醫院照護長期治療病患的個案管理師），還好個管師非常靠譜也順利回診做完檢查，再過五天我又可以接受第二次化療囉！

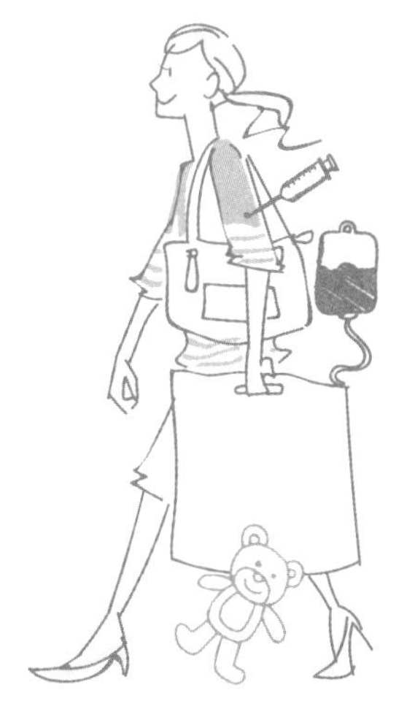

可以不間斷接著化療相當值得灑花，因為化療病患最怕身體條件不佳被醫生退貨，或必須施打俗稱小白針的白血球維持劑，網路傳言「打一針破萬元」真不是開玩笑的啊！但後來第四次化療我的白血球逼近冰點，獲贈健保大神賞賜免費小白針又是後話了。

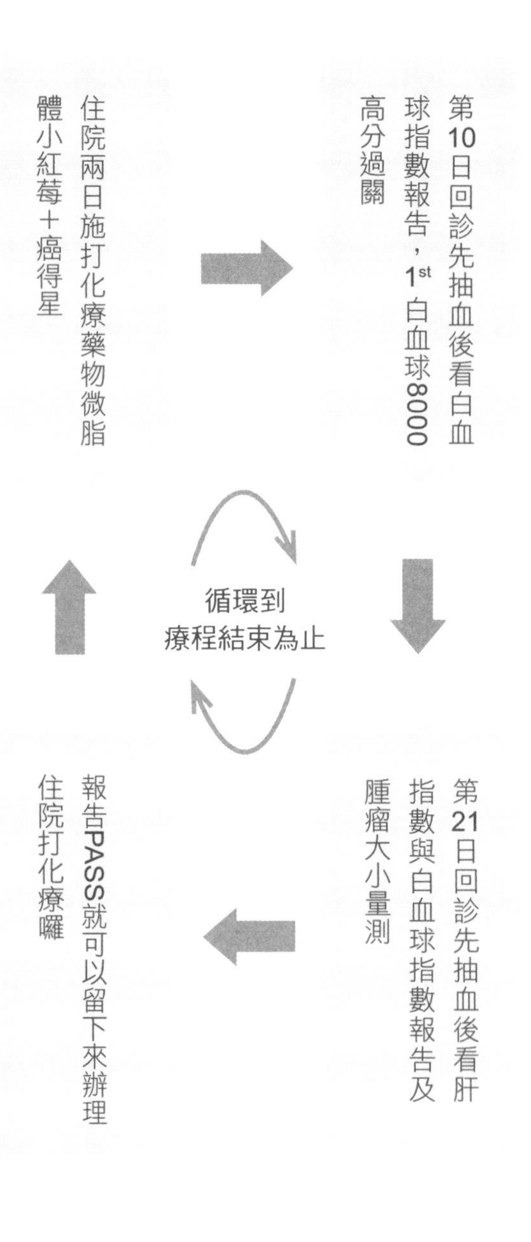

如圖，除了化療藥物醫生會針對腫瘤大小做更改之外，其餘流程是一樣的，每21天要開獎一次好刺激啊，緊張型的捧油可能會吃不下也睡不好漸漸地就枯萎了。但是！我們不可以被自己嚇死，在這21天裡反正人生目標最重要就是活著盡可能地幫自己的身體一些忙，提高免疫力也順便降低副作用。

對抗化療副作用的方法

抗癌過程辛苦又漫長，為了對抗化療副作用，我的生活也有不小的改變：

1. 多喝水幫助藥物代謝

第一週回家後我每天水量破三千毫升，尿液顏色接近透明，手足症候群不明顯尚用不到醫院送的手腳冰敷袋，第二週之後開始出門趴趴走喝水機會變少，至少也要維持兩千毫升。水千萬不能猛灌，個人認為每小時大約一百毫升剛剛好。

2. 不運動就等死

我的目標是每天健走2.5～4.5公里，這項知易行難，尤其是家有稚齡兒要哄，有時候吃完飯弄完小孩都十點多才上跑步機，盡量持續30分鐘以上的走路就很了不起啦。

而請假一週後回公司上班給自己的新運動就是爬樓梯，剛好公司在25樓，好同事一揪就來爬爬樓梯，一天來一趟25樓的有氧運動，就算回家真的偷懶沒有上跑步機快走也不會太心虛（事實證明回家之後真的很容易偷懶呢）。

到了假日還被魔鬼教練腦公推去爬台中大坑步道，從比較老少咸宜的9號步道往上，再從對登山客比較有挑戰性的10號步道下來，這是化療完第一週的特訓，遇到完全不把我當病人看的腦公，求饒無效只好乖乖跟著動一動了。

3. 開始我的全食物調理機實驗廚房

因為還在實驗階段，初期自己在廚房摸索只要是蔬果就亂打一通，有時好喝有時候挺失敗的，後來買了三本相關的書籍，從中挑選適合我當時補充的食材。因為化療容易上火，所以打蔬果汁時，我會增加退火水果的種類和比例。當我因為微脂體小紅莓的副作用開始皮膚龜裂時，我會增加維他命E或蘆薈等食材一起喝。新鮮的蔬果本身就有天然的甜味，完全不用添加任何的糖，比一般飲料健康又解化療之渴，非常推薦在化療期飲用大量新鮮蔬果昔。

總結所有的副作用都在雖然感到有點不舒服但還可以忍受控制的範圍之內，除了掉髮是必然也無法改變的之外，從完全不運動到開始動起來，我甚至覺得比生病前體力還要好一點，而化療的毒性是次次累積的，趁有精神存點運動本，才好應付後面更艱難的挑戰。

15 在白色情人節迎接第一次化療

3月14日是白色情人節，也是重要回診日，一個月前的情人節腦公跟我沉浸在確診的驚嚇之中沒有心思慶祝，這次回診除了抽血檢查白血球數量和肝指數之外，最重要的是量測拍咪阿（癌細胞）大小有沒有改變。

結果出爐，血液檢驗合格但腫瘤只縮小了0.1公分，根本還在量測誤差內，充哥笑眯眯地安慰我：「還有人打完第一次腫瘤變大的咧，沒關係啦（呵呵笑）！」我懷疑充哥一定有去上神祕心理療癒課程，每次從診間出來不管結果好壞，都像吃了大力丸一樣，讓我覺得充滿力氣可以立馬去大坑爬山。

也因為充哥總是笑咪咪地說些安撫人心的話，讓我在痛苦的化療中感到安心。若腫瘤沒有縮小，他會安慰我說至少沒有變大；若我看了網路資訊對飲食疑神疑鬼，他會一臉正經地告訴我沙子和石頭不可以吃，其他的想吃都可以吃，幾乎都可以讓我笑著離開診間。

至今乳癌治療已走向客製化設計，尤其是三陰性乳癌還摸不出原因更要有耐心和醫師配合，如果第二次還是效果不顯著，那麼就要出動更兇猛的紫杉醇大魔王（個人簡稱紫杉龍王，又稱小昭的媽），江湖傳聞小昭媽一出手就是光頭必殺技，所以我手刀立刻上網下訂少女系假髮，幾百元的網購假髮做工比較簡單，不像醫療級的假髮強調頭皮舒適，愚婦完全被網拍修片修得超美麻豆吸引就下標惹。

接下來大熱天我還買長髮簡直自找麻煩，腦洞大開後想湊滿千贈品，差點連一頂我肯定不會戴的也買了，結果好險不符贈品資格，瞬間滅火。癌友向我推薦的「希望小站」是好資源，在台北、台中、高雄都設有服務據點，貼心提供免費假髮租借服務，而且一通電話就可以直接延長租期，真的非常方便。不過我現在還不想剃光，原打算過一陣子再去租借真髮，但後來租借幾次的經驗顯示，別人的希望小站是我的失望小站，因為我本身頭圍太大，希望小站的假髮完全不適合我，只好含淚說拜拜了。

16 第二次化療的惱人副作用

第二次化療該怎麼準確地形容它呢？簡單來說，就是「明知山有虎，偏向虎山行。遇到母老虎，咬妳一屁股」。好啦！第二句我自己亂掰的，但這次副作用真的跟屁股息息相關。首先我天真地以為醫生給的軟便劑只是備用藥，拎祖馬連孩子都生了，區區幾位黃金先生豈有搞不定的道理?!就是如此輕忽讓我差點在出遊時卡死在埔里大賣場的廁所裡，如果我因為便祕而死應該會蟬聯農場文章的首頁，13億人都驚呆了。

總之就是妄想靠自己的力量，想要只靠每天多喝水吃蔬菜順利地排便，殊不知這在剛打完藥的第一週是絕對行不通的！微脂體小紅莓的副作用之一是便祕，看到「便祕」二字輕笑的觀眾歡迎來體驗看看。生小孩是用盡全身的力量把小孩「大」出來，醫生護士會幫

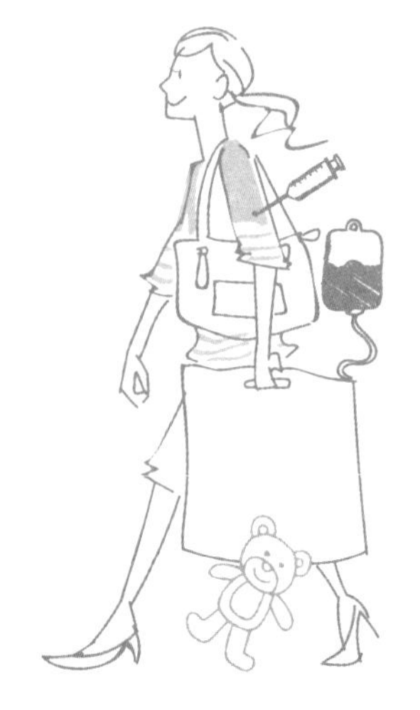

妳，只要上了產檯沒有生不出的道理；而化療的便祕必須用肛門用力地生黃金，一個人關在廁所裡沒有護理師幫妳推肚子，第一週的黃金又硬得離奇，每天都有數個石頭急著衝出來。雖然很痛苦但是想到今天不讓它出來，明天它呼朋引伴變得更團結一起衝出來可是會撞破大門出人命的。頭兩天就在矛盾又害怕的心情之中和黃金拔河，第三天開始乖乖地吞軟便劑，只能降低疼痛但過程一樣痛苦，直到一週後才能恢復談笑風生，所以軟便劑一定要吃嘿（過來人的真心建議）！

第二個副作用是很常見的粗黑手和指甲色素沈澱，和兩年前白嫩的皮膚對比，不管怎麼擦乳液保養，手部肌膚還是乾燥粗黑，完全不像我的手，看起來又老又陌生啊！雖然知道現在看起來很阿雜（煩躁），不過化療結束後勤保養，一切都會回復正常（但不免還是傷眼又傷心，覺得自己怎麼淪落自此）。

排行討人厭第三名的副作用是受了傷很難癒合。我因為清明節連續假期出遊玩得太開心，不小心割到小腳趾，導致有塊小小的肉掀起來，當場血濺木地板，沒想到過了三天傷口還在滴滴答答，如果因為小腳趾割傷送急診會不會被嫌棄浪費醫療資源，然後又上農場文章首頁（到底有多想讓人驚呆XD）。加上時好時壞的針眼，第二次化療的副作用對我來說很難招架，深深覺得第三次一定會雪上加霜，我的老天鵝啊！

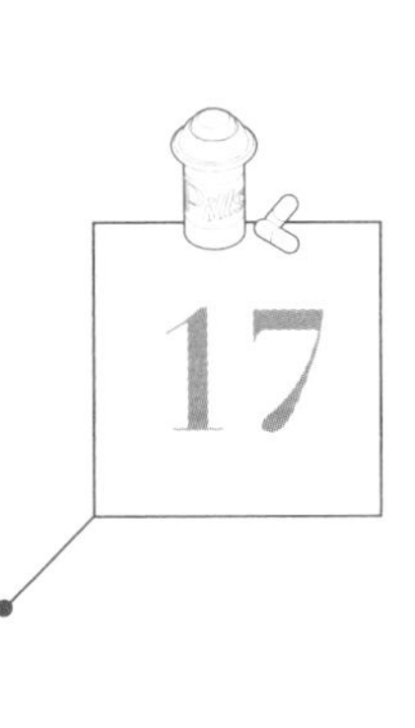

17 住院的點點滴滴

第三次的微脂體小紅莓有點坎坷，首先原定星期二要打卻因為連假順延三天到星期五，殊不知星期五超級熱門的連病房都排不到，回診量完腫瘤大小後只好帶著我的住院專用行李箱，原車遣返等通知。

這一等就來到下個星期一，此時距離上一次化療已經28天，遲遲不能裝上救我命的化療小點滴讓人超級焦慮的啊！像我這麼期待趕快化療的人當時應該還是少數，後來遇到好幾個同樣勇敢的妹子，大家都嚮往早死早超生，呸呸呸……不是那種早死，絕對是希望快快結束整個療程啦！

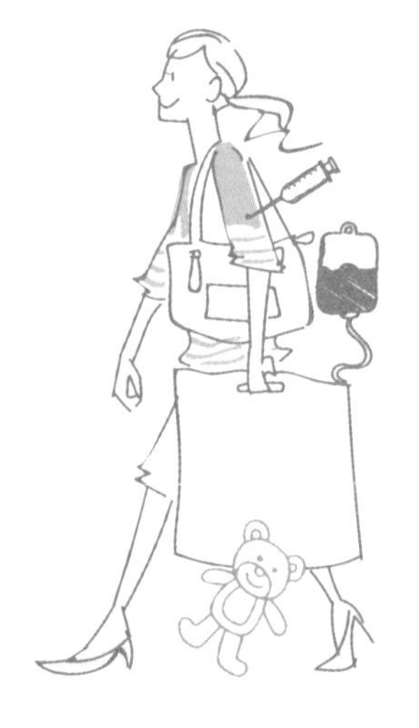

於是乎我忍痛把預算拉高住了醫院的VIP病房，一房一廳要價新台幣11,900元，而且只剩一間根本沒時間考慮，只希望趕快先搶先贏，快幫我裝上點滴吧。

確認訂到病房後，我立刻熟練地整理住院專用行李箱。強烈推薦住院時準備有輪子可以拖拉的小登機箱，才不會大包小包重得要命。我的住院包裡必備小物有追劇用的平板、各種零食，還有平常在家裡因為帶小孩只能洗戰鬥澡所以沒時間塗抹的身體保養品，同理可證只要在家沒時間搞但住院時可以一個人慢慢享受的通通趁機帶去病房玩。住院打藥是一件單調苦悶的事情，但我也可以把它當成兩天一夜的渡假來過，誰叫二寶媽實在太嚮往偽單身生活了呢。

貴鬆鬆的病房除了空間大，也看得出比較認真裝潢，設備比樓下的普通病房新很多，浴室乾濕分離也做得很確實，備品不再是便宜盥洗包，而是有品牌的全套洗沐系列，勤儉持家的地方媽媽哇本郎（台語：「我本人」）當然捨不得用，打包回家給女兒們嬌嫩的肌膚使用。這間房的燈光空調和電動窗簾都靠平版控制，白花花的銀子就花在這裡了（荷包失血啊～）。

住院以來覺得非常神奇的是，不管下午多早check in，永遠趕不上配藥師下班的進度，我三點半洗好澡等著心愛的點滴來，沒想到配藥師依然來不及配好藥，要等明天早上才能打化療，今天頂多送我一包食鹽水，三個小時就打完沒事可做了。

隔天早上充哥八點多先來查房，一進來就說：「下次不要住這麼貴的房間，浪費錢不值得！」可是充哥，您病人太多大家都在排隊，我也是千百個不願意啊，再拖下去就超過一個月了。而且每次住院之前都必須把家中兩個小孩安置妥當託給婆婆幫我照顧，若預定時間排不到病房候補又必須重新安排小孩該何去何從，一想到這麼多的不便也只好硬著頭皮入住了。

非常為病人著想的充哥聽了我這麼一席話，和我說這是他的疏忽，下次會注意，實在太令人感動了！但是充哥都會說不要在網路上說他好話，怕生意太好門診人數爆棚（一直下不了班）真的也很辛苦，而且部分病友不堪久候會抱怨門診等待時間過長。不過，出於對充哥的敬意與謝意，我還是寫出來害他了，拜託大家好好體恤醫護人員的辛勞喔～

本次住院小插曲

這次入住有兩段插曲，第一段是在凌晨五點左右，在病房陪我的腦公聽到隔壁傳來女聲哭喊「不要這樣對我～～（哭聲）為什麼～～（哭聲）」，八點多果不其然就聽到悠揚悅耳的誦經聲傳到我的病房，因為太好聽了我還不小心隨著吟誦聲睡著。

以前從來沒想過死亡離頭好壯壯的自己這麼近，就算是確診的當下也覺得自己不會這麼容易死，隨著來醫院的次數多了超有臨場感的啊！畢竟我住的是癌症病房，若不積極配合醫生治療可是一線生機都沒有的，所以治療千萬不要延誤，網路上有許多分享化療經過的文章，還在猶豫的病友們你並不孤單，趕快治療復原才有希望。

至於第二段插曲，就是化療後的皮膚比較敏感。我第二次住院時因為護理師消毒太粗暴，結果人工血管周圍都受傷了，破皮流血的範圍蠻大的，結痂的時間又拖很久，皮膚一直維持這樣爛爛的狀態，大約兩週才能完全碰水（不然超痛的啊），而且皮膚不是髒喔，是色素沉澱，化療結束後會好的不用太擔心。第三次VIP病房的護理師就非常小心地消毒，回家之後只有貼膠帶些微過敏的痕跡，我愛VIP房的漂亮護理師妹妹。

第一次打紫杉醇就不上手

寫這篇時一點都歡樂不起來，這是一個新舊藥交接的副作用推少女媽媽（沒錯，就是我本人）進入地獄的故事。此時我已打完三次微脂體小紅莓和一次75mg高劑量歐洲紫杉醇+鉑金（自費卡鉑）。

前三次微脂體小紅莓的副作用讓我曾經頗為自豪的皮膚破破爛爛，食慾大增暴飲暴食卻沒帶來數字漂亮的白血球，只有可恨的體重盡全力地報答我，更不能為人道的是每一次排便都是撕心裂肺……喔，錯了，被撕裂的只有可憐的小菊花！於是我不知道哪來的意志力撐過了為期十週的小紅莓，卻因為癌細胞太過頑強抵抗，打完三次化療竟然只縮小0.5公分！第一次沒有縮小還可以安慰自己身體正在適應藥物，第二次縮小的幅度勉勉強強算0.2

公分根本就在量測誤差內，第三次很仔細地量完卻還是沒有期待中把癌細胞殺個片甲不留的效果，我很認真治療，我很正面積極，可是我完全沒有想到，如此認真準備考試的好學生，怎麼會考個如此糟糕的分數。

算一下時間已過兩個半月才縮小0.5公分真讓人無限恐慌，對自己體內那個頑強的拍咪阿感到無力，同時原本僥倖希望一直打微脂體小紅莓讓我保留頭髮的幻想也破滅了，於是這次回診量完腫瘤大小之後，經過與充哥的討論決定立刻換藥讓紫杉醇大魔王上場，不但換藥還加高劑量要跟癌細胞拼個魚死網破，有我無它！

新舊藥物交接的這段時間痛苦難熬，打完紫杉醇大魔王後三天開始了每天都差點變身惡靈戰警的火燒身狀態，有股地獄無名火無時無刻要衝出來，特別集中在四肢，原本微脂體小紅莓只是讓我在運動時才感覺到末梢部位特別的火熱，但這一次舊藥的副作用還沒完全退散，新藥就開始發威。如果我是大里段譽用六脈神劍噴出來就消暑了，但身為沙鹿鄉民的地方媽媽，只能弱弱地在臉書地方社團問問哪裡有賣現剖椰子汁退火。

接著因為主婦的工作還是要做，一直做家事碰熱水沒多久果然報應在手上。我的虎口又裂又痛，只好閒暇之餘捧著冰敷袋揉捏，彷彿員外玩球我玩冰敷袋這樣，差別是員外可以指使下人做事，而我只能放下冰敷袋繼續未完的工作，然後冷熱交替之間手更破了啊啊啊啊！除了日常家務，兩個稚齡孩兒也要顧。相信家有新生兒的爸媽都免不了幫寶寶洗屁屁的經驗，我家小恣腸胃敏感每次喝完奶一定會便便，接者媽媽我就要用熱水洗她的屁股，洗得我手好痛哇！

新藥的副作用真不少，胃痛想吐是基本配備就不提了，記得按時吃藥就好。比較麻煩的是便祕加腹瀉，若不吃軟便劑隔天一定便祕肛裂，若吃軟便劑隔天變腹瀉三次起跳，這麼大起大落的演技你們是馬景濤大哥嗎？每天起床睜開眼之前我都先倒數一下治療的日子又過了一天，多希望能盡快結束療程，讓因為治療而破爛的雙手可以復原，每天牽著大女兒的手陪她去幼兒園；讓因為治療而脫落的頭髮可以長回來，小女兒可以用小手扯一扯媽媽的頭髮，而不是拍打在媽媽的大光頭上！只希望換藥後腫瘤能夠明顯縮小，這一切副作用都值得了。

19 禿驢與妖尼姑

由於微脂體小紅莓對老身的拍咪阿（癌細胞）效果不彰，第四次化療決定換成紫杉醇大魔王加鉑金（自費卡鉑），老身要非常任性地決定叫它「紫杉龍王」。於是我在臉書粉絲專頁發表一篇更新文章：

「主治醫師充哥把劑量調成75mg，他說只有48％的人能完成整個75mg的療程，52％的人第二次開始都要減輕劑量，然後看著我說他很看好我，希望我們可以一起完成高劑量。聽完這一段話還沒打我就想吐了呢！」

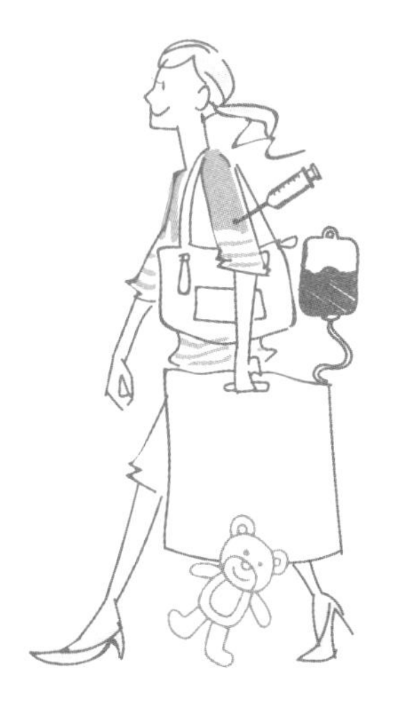

貼文一出後，大部分的網友都很正面地替我加油，認識與不認識的網友們尚且如此有情有義，沒想到剛出了醫院停車場，身邊的腦公竟然在開車時冷不防地大喊我一聲「**禿驢**」！喊完還自顧自地噗哧地笑了一聲，那令人無言的一秒鐘，我以為我聽錯了！

想當年我就算不是科技業之花好歹也算一株喊得出名號的植物，更何況因為我負責的業務會頻繁跟腦公接觸而被他猛追，當時腦公的拿手大絕招就是溫馨接送情，放著輕音樂的車廂不管聊什麼都甜蜜，而他現在居然喊我禿驢？我當下很錯愕地問回：「你說什麼？」

腦公解釋：「因為充哥說打完紫杉醇頭髮必然會掉光光，所以妳是禿驢。」**所以妳是禿驢，所以妳是禿驢，所以妳是禿驢**（重複寫三次以示我的震驚）！

天啊！真不敢相信老身這麼積極抗癌，全身散發正面青春的活力，卻要被冠上「禿驢」的名號，而且還是來自枕邊人發自內心的稱呼，真心笑不出來啊！腦公還狡辯因為禿驢的武功都很高強，所以這是恭維我！雖然知道腦公其實只是隨口玩笑話逗我的，但一向有少女矜持的我還是不想接受這稱呼啊，我不甘示弱回他：「就算我光頭也是美艷的妖尼姑好嗎？去你的張三丰！」

化療藥只可以殺我的肉體，殺不死我強大的內心，但跟腦公隨便聊個天我僅存不多的腦細胞就死一堆。後來我不甘心地把這件事寫成文章貼到臉書上面，許多姊妹聽到腦公這樣喊我，替我打抱不平之餘又覺得無比貼切。當時新聞播放著我百看不膩的《甄嬛傳》續集《如懿傳》要選角開始籌備拍戲的消息，我突發奇想和病友分享可以把化療當作我們接了一場清宮戲，只不過演的是要剃頭髮的男主角，當戲殺青後還是最美的地方媽媽。

其實錯愕過後我的心情也跟著放鬆下來，想起確診之初，腦公一副天要塌下來的模樣哭了一整晚，他曾經比我這個病人還要悲觀絕望，他也曾經比我這個病人還要精神緊張，能再從他嘴裡聽到腦公專屬風格的毒舌玩笑話，明明是我被嘴上欺負了，心中竟然還有些感動！

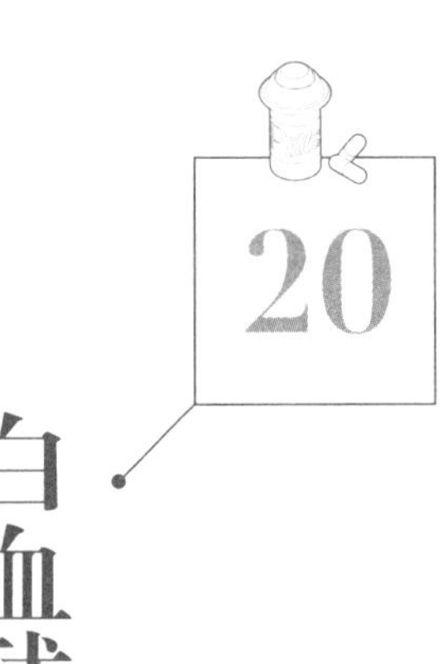

白血球驚魂記

真不知道該說時間過得太快還是這個月被折磨得太淒慘，打完第一次紫杉醇加鉑金，還天真地以為只要渡過了第一週不舒服的副作用期，就可以笑呵呵充滿力量迎接下一次的化療。但是……事情根本沒有愚婦我想得那麼簡單啊！

第一次打完的副作用因為新舊藥交接，整得我半死不活就不提了（我不想嚇壞即將步入化療的新同學），打完第十天竟然還發燒到39.5度整個晚上徹夜難眠。此時正確做法應該是衝去急診室找醫師，然後意料中地被留下來住院到充哥放我出院為止，偏不巧先前已經答應這星期六要帶小曦去墾丁台東玩，為娘深知一入醫院深四海，禮拜六一定出不來，就靠意志力撐到天空露出魚肚白，直到最後一次量體溫終於降回38度以下才沉沉睡去。

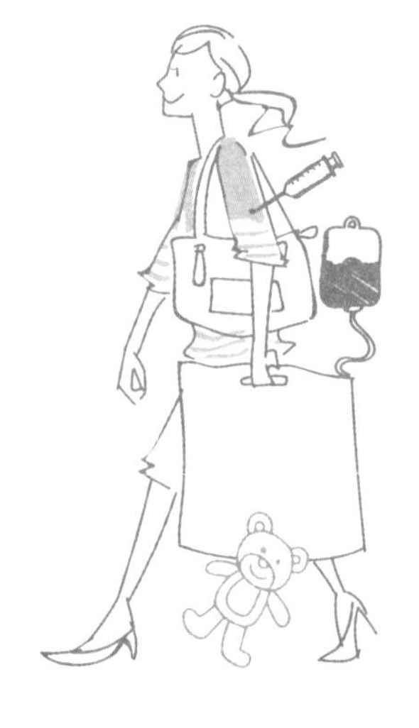

以上這一段是非常不鼓勵的錯誤示範，大家千萬不要學！事後回診得知那時發燒很危險，表示體內的白血球數量處於極低的狀態，若不慎發炎或感染嚴重時會引發敗血症，不能僥倖對待，但我下一段又做了更壞示範，掌嘴三百都不為過。撐到兩天後的回診日，抽完血在診間等候心目中的乳外之神充哥召喚，沒想到原本排行104號竟然提早叫號面聖，一推開門充哥就說：「妳一定很虛弱吧！趕快讓妳先看完回家休息。」

看充哥一臉嚴肅的樣子，有點不明就裡的我立即詢問：「抽血的結果不好嗎？」充哥讓我看了報告，沒想到我的白血球只剩188，身體幾乎沒有防禦力，一不小心感染就超級危險的啊！我不好意思地自招兩天前燒到39度，充哥臉色一變說：「這樣很危險，如果引起敗血症會休克！」此時我弱弱地問說：「明天可以去墾丁嗎？我想帶孩子出遊……」得到的答案當然是——不行！

白血球低下的我，好想陪女兒遊墾丁……

這天領藥時，我領到三隻俗稱「小白針」的白血球生成劑，要連三天注射幫助血球增生。這時如同行屍走肉般出了診間的我心情極度糾結，如果跟車上等待的一大兩小（腦公和女兒們）說我要留在台中打針，明天不能去墾丁玩，他們一定會超失望，可是去玩若不幸感染而有個三長兩短我又會抱憾終身。腦公聽到這狀況非常擔心，同時也小小埋怨了一下我的血球太不爭氣，但他仍然決定損失假期和訂房費用留在台中觀察比較安全。

在一番天人交戰之下，為娘的實在放不下女兒們的期待，所以隔天猶豫到中午我還是帶著剩下的兩隻針劑出發了。第一天行經彰化在路上用Google Map找了間星期六還有開業的小兒科幫我注射，運氣很好的是小兒科裡有短針頭，打起來比較無感，加上小兒科對哭鬧的兒童非常拿手，下針都是快狠準，所以注射起來一點都不痛。第二天在恆春基督教醫院用掛急診的方式打完最後一針。其實生病還出遊真的不合適，還好我們在墾丁住宿的飯店服務非常棒，要注射當天是星期日，很多診所都沒有開，飯店的服務人員幫我打了好多家醫院確認哪家可以幫忙皮下注射，多虧他們我才不用把針筒交給老公讓他下手幫我打針，真心感謝飯店的服務人員們。

搞定了小白針以後我的膽子也就大了起來，雖然中午才從台中出發，途中又跑去診所打針以至於抵達墾丁時已經非常晚了，我們一家四口雖然身體疲累但精神卻異常興奮，縱使已經來過墾丁不下數十次仍把觀光客行程再走一遍。出發前我特地選了有榻榻米的和式客房，看著小孩們瘋狂地在地鋪上翻滾轉圈，又叫又笑捨不得睡，頓時慶幸還好我們還是照計畫出遊了，雖然因為我的白血球不爭氣而瀕臨被抓進病房住院的臨界點，但當時打了三次藥物都沒有明顯效果的我，不知道和癌細胞的戰爭能不能得到最後的勝利，我想珍惜當下能夠累積歡樂回憶的機會，尤其是隔天一早在泳池邊享用著精緻的早餐，微風一陣一陣地吹來，看著泳池水面被風吹得蕩漾，如果不是身邊兩個調皮的小傢伙時不時地尖叫吵鬧，真的覺得**活著真好啊！**

最後兩天更是愜意，不用準備移動冰袋裝著小白針找醫院打針了，我們騎著單車在台東關山親水公園遛達，四個人分食著兩個小小的池上便當，還有兩個小傢伙的溫泉初體驗。雖然沒有事先做行程規劃，只是隨意地開著車兜兜風，暫時放下治病的煩惱，此生難得的悠閒讓人回味無比。

就這樣，有驚無險的五天四夜南台灣遊玩順利結束。雖然事先知道身體很累而且有什麼三長兩短也是我自找的，但看到小朋友超級開心的神情，媽媽再怎麼樣也願意為妳們冒險啊！

21 戰勝癌細胞的祕訣——人要比癌兇！

確診之初，家族中有個我的超級偶像，就是大腸癌四期治癒十年後的三阿姨。得知我罹患乳癌的她，當時惡狠狠地對我說：「王筠鋑，人要比癌兇，才能嚇跑它！」看著平常敬愛的阿姨面露兇光連我都想拔腿就跑了啊！

有了阿姨的過來人經驗，我便一直用無敵正面積極樂觀的態度接受治療，沒想到我身體裡那個小小的腫瘤姑娘也是條意志堅定的女漢子，三次小紅莓才讓它縮小了0.5cm，加上前幾篇提到把我搞得半死不活的紫杉醇加鉑金出場，腫瘤竟然還是停在1.1cm，也就是說第四次化療它的大小完全沒變，頑強到這個地步，如果它是個人一定是武林奇才商業鉅子之流的成功人士，只可惜生來就是個作弄人的癌細胞，不值得與它交心。

這一仗打到這裡已經可以看出附著在我身上的癌細胞不太好說話了，竟然軟硬都不吃，害我白白捱了四次痛苦的化療副作用，有人說癌細胞原本就是身體的一部分，只是不知道為了什麼原因誤入歧途，蠶食鯨吞著主人的健康，它比其他健康的細胞強悍，它會奪取主人身體的養分，所以不能讓它知道主人在害怕，不能被發現它可以在我的身體裡面這麼囂張，縱使經過這麼多次的失望，也要讓它知道主人可不是好惹的。

眼看腫瘤縮小不如預期，即便是樂觀如我也有點灰心，充哥則是一派鎮定地和我討論接下來的「作戰計畫」。我的下一步就是第五次的化療，充哥說如果這次腫瘤還是沒變小，那麼就直接開刀，若萬一它有鬆動那麼一點點的跡象就繼續第六次甚至到第N次的化療，打到再也打不動為止。

沒有最痛只有更痛的化療經驗

迎接第五次化療的到來，真心覺得好難過！以前都只是反胃，這次卻吐了，連愛我的小阿姨特地帶我去吃高級餐廳的貴鬆鬆套餐，吃完前菜我就不爭氣地吐了，吐完還對著鏡子理理假髮卻忘了漱口就直接回座位繼續吃主菜，回家跟腦公提起這事，他一臉嫌惡地說：「那妳不是把吐又吞回去了嗎？」

後來一想覺得腦公說的有理，我到底吃了什麼啊！一方面也感嘆自己怎麼會淪落到如此的地步，吃完吐、吐完吃，身體簡直就是逆來順受的小媳婦啊，而且又很不衛生XD。

出院前三天晚上幾乎不能平躺，要斜靠著睡以免酸水又衝上喉頭不小心把營養吐了出來，但比起嚴重便祕這只是小菜一碟，到了第四天腸胃才好不容易恢復運轉，能夠正常進食跟排便，整個人才有活過來的感覺，難怪哇喀摸抖（若元錠）廣告說「腸胃好，人不老」。腸胃不好的那幾天覺得自己好像七老八十的老人家，疲倦提不起食慾又無能為力，連簡單的喝水吞嚥都不容易，太讓人傷心失志了啊！

很好笑的是化療的色素沉澱發生在我意想不到的地方，託小阿姨的福幫我安排手足護理的課程讓我鬆一下，被芳療師發現我腳底有色塊產生，簡直就是中了海公公的慢性化骨綿掌之毒。此時我也只能大呼萬幸色素沉澱是發生在腳底不是在臉上，不然怎麼靠臉吃飯啊哈哈！芳療師聽了還笑說我怎麼可以這麼樂觀，立刻找出不幸中的大幸。

22

邪不勝正，癌細胞縮小啦！

前一篇提到「人要比癌兇」還真是有信有保庇，果然許願要說出來才會成真，以後切蛋糕前要把最真實的願望講出來，不要再假客氣講些希望世界和平的客套願望了（呵呵！選美佳麗們要切記）。

歷經五次前導性化療，頑強的癌細胞終於有點動靜，第一次小於1公分，雖然換來加碼兩次化療，但充哥希望開刀時腫瘤已經不見，達到傳說中的病理完全反應啊！所謂的「病理完全反應」（pathologic complete response, PCR），是指一個潛在性遠處轉移的腫瘤對於化療藥物具有敏感性，也就是說如果乳癌患者對於術前化療有完全的病理反應，表示預後存活率相對較高，除了肉眼可見的癌細胞以外，躲在其他地方的壞東西也可以被化療藥殺得乾乾淨淨。病理完全反應在陽性病人身上約莫只有10～20%的效果，但在三陰病人身上可以看到40～50%甚至是60%的幫助，雖然仍有15%的病友對化療完全沒反應，但化療之路走到一半的我沒有退路，咬著牙也要把療程堅持到最後。

第五次化療的痛苦真的很難熬，當充哥宣布腫瘤有縮小是好現象所以要再做兩次紫杉醇大魔王時，說實話有抖了一下想逃避，但隨即想到三陰性乳癌惡名昭彰的高復發率，我還是扯出笑臉附和著說太棒了。這天我因為重感冒，口罩內的鼻涕狂流，一講話就無法停止的咳嗽，搞得我實在意興闌珊，想到要再經歷兩次排住院打十幾個小時的藥，回家第一週還要想辦法解決便祕與嘔吐的循環，便感到萬念俱灰。

得知還有兩次的化療要做，回家後我做任何事都心不在焉。儘管身為正港的光頭，洗澡時間應該就像當兵洗戰鬥澡一樣快速，但陷入沉思的我一邊沖水，思緒隨熱水的煙霧飄散，想著「如果當初早一個月看診，也許腫瘤被發現時更小一點，我是不是就可以少一次化療呢？」（正在看這段文字又懷疑自己有不明腫塊的妳／你趕快鼓起勇氣去檢查吧，早發現早治療真的可以少點痛苦！）

仍一邊工作一邊治療的我，上班不只因為腳部嚴重水腫感到舉步維艱，坐在辦公椅上沒有一刻不感到全身痠痛，光是活動身體伸展一下還時不時地冒酸水想吐。因為罹癌前一年就答應小曦要陪伴她上親子律動課，所以每個週末早上都要睡眼惺忪地開將近40分鐘的車程，戴著假髮陪小孩律動。眼看全班都是正常父母，就我一個臉色蒼白的家長抱著小曦做吃力的動作，誰讓我剛好卡在上有老下有小的年紀罹癌。縱使再累也沒有過睡到飽的享受，睡得最沉最舒服的幾次，反而是住院化療時那一針抗組織胺給我的好眠。

想到五次化療共四個月的折磨我竟然熬過來了，還要再加碼兩次我也沒什麼好怕的！歷經千辛萬苦跟那0.x公分的腫瘤拉鋸拔河，無時無刻不感到身心俱疲，但我從第一次化療前就下定決心一定要好好治療，如果不治療我將會連一點生存的機會都沒有，我放不下毒舌又負責任的腦公和兩個鬼靈精怪的女兒，我真的真的很想活下去呀！我每天都告訴自己現在歷經的這一切痛苦只是一時的，這麼努力的我一定能笑著活到最後，迎接化療結束的那一天。

第一次對夾子產生感情

從二月確診到現在六月也做完第六次術前化療了，這一路走來一邊詛咒著癌細胞快快退散，一邊扮演賢妻良母的形象，還要扮演賺錢養家的工程師，一人分飾多角好不忙碌（請頒給我乳癌界坎城影后）。

這六次副作用說真的若沒有寫文章記錄一下很容易忘記，絕對不是因為副作用小到可以忽略不記，而是化療腦健忘實在太嚴重，忘記的速度快要追上癡呆症，有時候回頭看以前的文章才想起原來有發生這些事情。所謂的「化療腦」正式名稱為「化療後認知異常（chemotherapy-induced cognitive impairment）」，指因化療而變得記憶力減退、注意力難

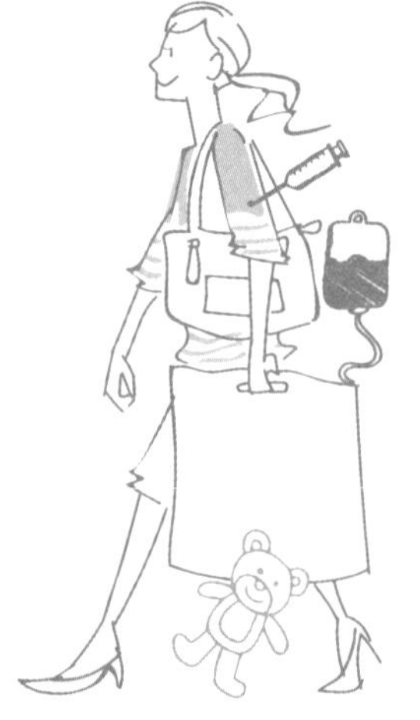

以集中、不容易一心多用，也有人將化療腦稱為化療霧（chemo fog），形容我們化療後常經歷思緒受阻，像是身處五里雲霧的情況真是太貼切了，我發現自己原本流暢的思緒現在變得很容易斷片，聊天的時候很常接不住下一句話，實在很恐怖。有時不過就是這兩三個月之間發生的事我也記不住，天天都在心中上演國劇甩頭。俗話說「一孕傻三年」，地方媽媽我剛生完小孩就要笨三年了還接著化療，腦神經好崎嶇啊！

星期一住院打完第六次化療，也終於迎來了傳說中的小夾子，南部的朋友稱為放釘子，用在已經縮小的腫瘤組織做標記，以免到時候開刀進去找不到就糗了。此時的我一邊打字一邊想說這小夾子到底全名叫什麼，怎麼想也想不起來，還好護理師很好心地幫我問到夾子的全名為「艾克力雙觸發乳房組織標示」。

好不容易熬到小夾子這一關，代表我離化療結束又更進一步了。放夾子表示我的腫瘤有機會縮小到不見，所以才要先抓住它。此時離我夢想中的病理完全反應不遠啦，我當然是全心全意地迎接小夾子的到來，一點也不排斥，反而非常期待治療的最後一小段時光和小夾子培養感情。

一日酒鬼，終身酒鬼

放小夾子的手術對充哥來說太簡單了，充哥手起刀落連麻醉的時間都算進去大概十幾分鐘就搞定整個手術，平日喜愛「小酌」一杯的我每到麻醉時刻，都要事先提醒醫師：「**我很會喝酒喔，麻藥請幫我下重一點！**」通常醫師聽到都會嗤之以鼻，結果這次充哥聽我這麼一說，還不相信地反問我到底多會喝？

一談到酒我的眼睛就亮起來啦！已經上過產檯見過大風大浪的地方媽媽我本人竟然在手術床上光著上半身也不忘抬頭挺胸說：「我還沒醉過噎！」這下換旁邊的護理師湊過來問：「妳都喝什麼？紅酒？白酒？還是啤酒？」當下氣氛倏地變成彷彿只要桌上有盤蒜醃毛豆，我們幾個就能把酒言歡開始大點串燒似的。

一聊起喝酒便話匣子大開的我就在說完：「以前都是燒肉跟快炒配啤酒，串燒跟生魚片配清酒，義式料理配紅白酒，吃甜點再來個氣泡酒，就算外帶個滷味也要來瓶金牌……」話還沒說完，護理師默默接了一句：「好會喝啊！但是妳把這輩子的扣打（限額）用完了啦！」

聽到護理師這麼說，我恨不得當場掩面哭泣上演內心小劇場，我當然也知道不能喝，就是以後都不能喝才傷心啊！（想起我冰箱還有一瓶大吟釀呢！而且去年還看好了海爾的紅酒櫃……結果一切都是一場空啊！）

正當我沉浸在自己的內心小劇場時，偉哉充哥默默說道：「不用傷心，久久一次小酌還是可以的。」難怪我這麼愛充哥，他的名言「沙子跟石頭不要吃，其他都可以」果然所言不假，哈哈！不過身為大病之人，以後還是會很注意好不容易挽回的健康，不能像以前一樣沒有節制地吃吃喝喝啦！

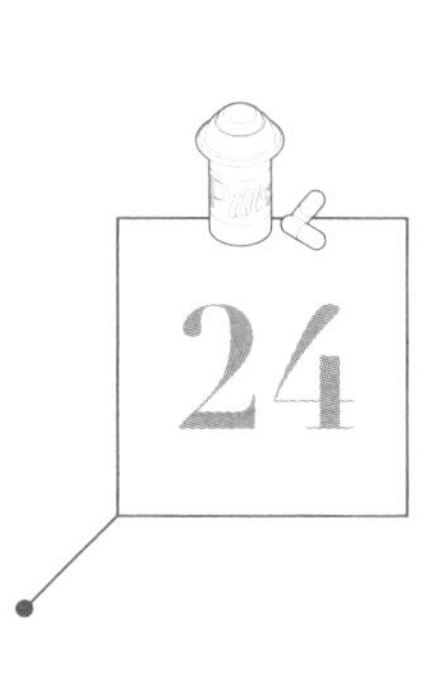

我從化療畢業啦！

雖然癌細胞在第六次化療後仍然停在0.7cm左右，沒有得到理想中的完全反應（PCR），而第七次的決定權在我手中。充哥明示暗示我可以打第七次，還說了有些病友若干年後若不幸復發總會回想當初如果多來個幾次是不是復發機率會小一點來嚇唬我?!

結論就是癌細胞頑強抵抗連高劑量的紫杉醇加卡鉑都打不動，但我再繼續給化療一次機會不留遺憾。在照超音波的時候，腦公詢問充哥如果再做一次化療有什麼副作用嗎？充哥回答：「慢一個月長頭髮而已！」腦公聽了立刻說：「那沒關係，就打吧！」我秒回：「你當然沒關係呀！」充哥還很善解人意地說老公也要承擔一半的辛苦，很了不起。

怕脳公被稱讚而得意忘形，我趕緊逮住機會，把禿驢的故事講給他們聽（預知詳情，請見p.075〈禿驢與妖尼姑〉一文），護理師妹妹聽了還驚呼我腦公也太壞了吧！結果沒想到最壞是充哥，他說那妳可以自稱是老衲（伴隨著笑聲~）。

一陣說笑後，我回復正經的跟充哥說後面越吐越厲害，他感人地回答我有吐一定要趕快跟他講，他那一天就陪我不吃飯……五分鐘（自己說完又笑得很開心，完全不像從早診看到晚診都沒休息的人）。

另外值得一提的是，通常進入診間會有一位長相甜美的醫師操作超音波然後再由充哥確認一次，從第一次看到美女醫師就一直覺得她長得像藝人邵庭，而且人超親切的，到了下班時間充哥一直趕她回家，但她還是先進來幫我照了超音波，還說是偷偷拍的不能被發現，因為她該下班了（說完自己哈哈笑）。

待在氣氛歡樂的診間常讓人差點忘了自己身在癌症大樓，而這次我的心情也和以往大不同。過去看不到化療盡頭的痛苦與煎熬，這次終於露出一線曙光，迎接第七次也是最後一次的化療，我就可以正式畢業，接受開刀的大日子啦！

25 斷乳求生記

話說終於熬到了開刀日，我可以跟拍咪阿（癌細胞）說：「滾遠一點，不送了！」

住院當天先去核醫科打前哨淋巴同位素，這一針在網路鼎鼎有名，施打位置是在乳暈上（連我很能忍痛的都忍不住大叫而鼻酸，痛到眼淚差點滴出來）。最惱人的是打完針要坐在人來人往的候位區順時針揉捏胸部一小時，檢查室外坐著幾個面無表情揉捏著胸部的婦人，這畫面太詭異我不敢跟大家對上眼，只好對著窗外假裝路人看不進來自己慢慢揉（看鏡子中的倒影就知道在大庭廣眾之下揉胸有多詭異）。揉胸一小時後再做全身掃描就自以為完成了術前檢查（才怪！）。

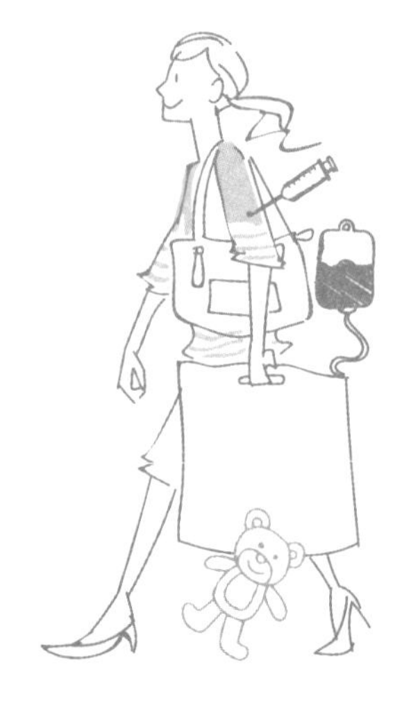

辦完住院手續之後得到護理師允許，我立刻飛奔醫院附近的電影院，正當覺得今天選片錯誤浪費錢的時候，影城突然熄燈，四周一片安靜，原來是台電出包啦！影城的工作人員拿著手電筒跟免費電影招待券飛奔進來發送，默默覺得看到雷片還有重新選擇一次的機會超級幸運的啊，似乎也同時預告我隔日手術的順利。

當晚睡睡醒醒，好不容易熬到隔天早上，恍惚之中感覺天才剛亮，充哥就來查房了，這時充哥突然驚覺我準備手術的左乳**鐵絲定位還沒做！鐵絲定位還沒做！鐵絲定位還沒做！**（註：鐵絲定位是先找出正確位置（病灶位置），再根據鐵絲的位置進行手術，痛的程度簡直難以言喻啊！）

充哥立刻聯絡醫院的立夫大樓檢查室插入急件，立夫大樓和住院大樓在不同地點，所以需要搭接駁車過去。由於睡醒之前一心以為今天最大的工作就是躺著睡一覺就開完刀了（網路都是這樣輕描淡寫地形容啊~睡一覺就榮登少奶奶），所以我全素顏沒有畫眉毛，穿著手術服連假髮都沒戴，就這樣跟著引路的志工搭上了通往立夫醫療大樓的區間接駁車。正因為是區間車，所以很折磨人的每一站都停。永遠記得當時穿著手術服的我，光著一顆閃亮亮的頭，一看就顯得和車上衣冠楚楚的民眾格格不入，自卑感襲來的當下我不想和其他人有眼神接觸，偏過臉去看著窗外自己的光頭倒影，突然想起幾個月前在診所拿到切片報告被通知確診時，我第一個問題竟然是問醫生我會不會掉頭髮。醫生溫和地回答我化療肯定是會掉髮的，還安慰我現在假髮做得很逼真不用擔心。細細回想著當初確診時和醫生的每一句對話，自己也覺得好笑，治療打怪的時間過得比我想像中快呀，一百多天後我就要準備開刀把癌細胞取出來了，短短的車程就在胡思亂想之中進入尾聲。就在下車前一刻我突然回神過來，看著車窗映照素顏、光頭的自己，不禁暗自慶幸：「哎呀！反正我沒有化妝根本不會有人認出來，還怕什麼呢？」

乳房攝影算什麼，放鐵絲是超級魔王關卡！

乳房攝影夾著胸部的肉已經夠痛了，一邊夾緊夾滿，一邊注射痛到不知如何形容的麻藥，接著插入長到需要彎折的鐵絲。我看著鐵絲那一瞬間，腦中浮現小時候放在電視上面的強波器，接著畫面換到插滿縫衣針的繡包，用鐵絲定位的那20多分鐘，我的人生走馬燈已經跑完了小時候的記憶，難以言喻的疼痛把我拉回現實，夾到我在放開的瞬間幾乎感覺吸不到氧氣頭好暈。

一瞬之間，腦海中閃過動畫《大英雄天團》裡的經典對白。白胖胖的杯麵中規中矩地問候：「從一到十分，你的痛苦指數有幾分？」天啊！這種程度該給幾分？我痛到頭皮一陣陣發麻，明明不難過但眼淚卻迅速聚集，不爭氣地漏了兩滴。本以為世上應該沒有什麼比生兩個孩子的過程還要痛了，尤其我又是第一胎痛22小時，第二胎莫名其妙痛37小時的耐痛媽媽，比起把小孩從身體裡硬擠出來的疼痛，被儀器活生生夾住之後再眼睜睜地看著鐵絲放入身體的痛，才是永生難忘的滿分哪！

從凌晨12點開始禁食禁水又被夾得天旋地轉，回程依然搭著區間車，悲催的是回程這一站哪來的人潮，候車的人一個個拿著手機勾著包包好不愜意。身為一個扶著胸口那根長鐵絲的光頭，注定引人注目。平常我可是連倒個垃圾都要全妝出門的愛水地方媽媽，身體的痛哪比得上臉上的自卑。出病房時沒想到要這般長途跋涉，安裝鐵絲的我真的是毫無防備露出自己最脆弱的一面。

當我一回到急重症大樓便迫不及待在大廳小跑了起來，邊跑邊小心翼翼按著胸前那根天線，用最快的速度衝回病房床上躺好等手術通知，深怕又有什麼手術前折磨人的道具要上身，如果現在再叫我出病房加裝什麼玩意兒，我肯定會哭求先給我全身麻醉再說，我沒多餘的膽量再以這副模樣奔波了。、

在病房內等待卻不能進食的時間總是過得特別緩慢，這種不知道何時會被點出去的感覺令人恐懼。從早到晚等了將近10個小時，當恐怖漫延到最高點時才終於輪到我，聽到護理師進房通知準備進手術室的聲音時，我重重地鬆了一口氣，隨即又緊張起來，很像老師一大早

宣布要抽考結果都沒輪到我，僥倖地以為下課囉，結果下一個就被抽到的複雜心情。

帶著緊張的心情，身體往後一躺，接下來就是電視劇裡經典的推床鏡頭。我躺在床上看著醫院天花板的燈一排一排向後移動，直到我被推進準備室裡待宰……

我的「切奶奶大會」，談笑風生的手術室

進了偌大的等待區只剩我一床，因為我是當天最年輕的，所以按照禁食慣例會排在最後一刀。天真的我本來以為會馬上進去打個麻醉睡一覺就好了，殊不知前一檯刀還未完全結束，以至於我躺在病床上一邊在心中無意義地默數完兩排天花板燈的數量，一邊聽著櫃檯的護理師斷斷續續的交談聲。等待手術的氣氛實在太讓人不安了，我只好轉移目光到手術室的自動門上。每當有人進出電動門就會擦出厚實的風聲，裡面忙碌著的側影一覽無遺，聽著那間斷的開門聲想到下一個就是我，突然之間恐懼被放到最大，我的手心也不斷出汗，對著溫度極低的空氣揮了幾下想把手心的濕黏甩開，到底是誰說睡一覺就好了，明明可怕的細節那麼多啊！

就這樣觀察了手術室約15分鐘越看越緊張的時候，充哥甩著手從門後走出來親切地跟

我打招呼，疲累的他發現我的頭光溜溜還沒戴上手術帽，充哥邊開玩笑邊跟護理站要了一個綠色網帽幫我戴上，並接著說：「這樣我們就是同一國的了！」（也太貼心惹～）接著話鋒一轉，充哥竟然說我禁食太久好可憐，所以他陪我沒吃飯到下午三點！正當我太過驚訝感動的時候，他又大笑說：「我騙你的啦！哈哈哈哈～」唉呀，我的醫師真是太幽默了。我跟充哥說：「我好緊張，不要開我玩笑。」他神色自若回說：「我不會緊張啊！如果我緊張你就要緊張了！」說的也是，我怕什麼呢？學姊們都說睡一覺起床癌細胞就滾得遠遠的啦！（但要睡這一覺之前也太折磨人了吧。）

接著準備推進手術室，還沒進去就聽到超大聲的台語歌從音響傳出，充哥向我介紹今天有兩位國外來的醫生會參與「切奶奶大會」。兩位美女醫師分別是從德國和捷克來的，充哥說等一下就會改放捷克歌曲（邊說竟然真的換歌了，會不會太輕鬆了啊喂～）。接著他們用英文討論捷克啤酒種類，聽得我好想喝啊！（從前一晚就禁水到現在，聽到液體都想大口吸。）

麻醉護理師問我有沒有藥物過敏之類的問題，其實前一天在麻醉科門診都作過詳細的檢查了，因為要插管，所以連口腔假牙部分都要看一下。當下我立刻跟麻醉護理師說：「我酒量很好拜託麻藥下重一點！」（有看過日劇《醫龍》的捧油應該知道，麻藥量是需要依照體重、年齡精準控制的一門大學問。）

護理師還來不及回答我，這時候突然有陣藍色的風抵達我床邊，一看原來是麻醉醫師來了，抓緊時機立刻再說一次：「我酒量很……」麻醉醫師沒等我說完就接口：「沒有我麻不倒的人。」因為他帶有濃濃香港口音，我當下還聽成髒話「馬的」，完全被麻醉師的氣場震懾住，真是太搞笑了。

一共會打兩支麻醉在手針上，第一針推進去很冰涼很舒服，然後我的記憶就停留在這裡，直到在恢復室有人用台語叫我起床，因為是台語我第一時間還以為不是在叫我，後來我聽到有人邊拍我肩膀邊說：「阿姨ㄎㄧ層喔（阿姨起床喔）。」阿姨？阿姨？阿姨？我起床了但我不是阿姨啊？後來想起當年四十出頭的三阿姨在台北榮總也都被護理師叫阿姨，想想我竟然也有被叫阿姨的這天（眼神死）！

回到病房大約六點半，還不能進食，而且因為插管喉嚨痛個半死，先補了一針止痛，等下床排尿頭不暈後才可以吃東西。就這樣到了十點半，我才吃了當日第一餐麥當勞，又嗑了一盤櫻桃，沒多久起身去廁所用噴的全部吐光光，大半夜只好急call清潔人員來打掃，真的很對不起人家。睡前又很孬的補了一針止痛，喝完營養品便趕快睡覺，把希望寄託在下一餐。

隔天早上充哥一貫笑呵呵地帶著大批人馬來幫我檢查傷口，老實說剛動完手術因為太怕痛了，我很孬地不敢使勁坐起來，維持躺著的姿勢，用眼睛往下瞧便隔著髒兮兮的手術服看到胸部和腋下被包成好大一包，一大片的白色紗布像小山丘那樣鼓鼓的佔滿視線。細細品味我的傷口，其實並沒有迎來想像中齜牙咧嘴的疼痛，畢竟昨天那插鐵絲的一日天線寶寶已經是我人生中的最痛經驗，沒有之一！

我下意識地以為傷口很大，結果紗布一打開，「咦？我的傷口在哪裡？」看著乳頭被美容膠貼成一圈向日葵，乳房的部分白白淨淨只有原子筆痕跡，當下的驚喜不言可喻，差一點失態地看著我劫後餘生的奶歡呼。真的很感謝充哥的神之手，還有當初阿莎力的自費兩萬請整外醫師幫我把乳房組織重整，表面沒有任何凹陷依然是原本的長相，如果不是前一天痛得撕心裂肺，幾乎不敢相信我曾經參加了一場切奶奶大會，對技術精湛的充哥揪感心ㄟ！

雖然傷口依然痛痛的，但大家狠心地叫我趕快下床走動，說這樣引流比較順利可以早點拆。聽到這個我立刻下床在病房繞了數十圈，小米手環很神奇地顯示不到五百步（這軟體不承認繞圈是吧？是在逼我走去中友百貨逛逛嗎？）。開完刀的隔天心情真的很輕鬆、很輕鬆，就等病理報告出爐決定下一仗怎麼打了！

術後回診看報告最刺激！

一轉眼就到了出院一週後回診拆引流管的日子，這些日子以來我跟引流管相處融洽，睡覺的時候固定在腰子高度夾鬆鬆的放在側邊，起床的時候得先夾好它，開始一天的吃喝拉撒，就這樣也默默地過了十天。

有引流管比較不方便的就是洗澡和上廁所的時候，千千萬萬要把長得像手榴彈的抽吸球夾在上衣，不要夾在褲子或裙子上，上廁所很急的時候倘若一不小心忘記帶著手榴彈就先脫褲子，這拉扯的感受太詭異了！

這次回診等到天荒地老過了午夜12點才輪到我看診，進入診間充哥疲憊的狀態寫在臉上仍然親切地對我開玩笑，還對護理師姐姐說：「看！傷口處理得的這麼漂亮，我有沒有很厲害（自己大笑）。」接著就躺好準備拆引流管，我跟充哥說好友小潔提醒我拆管子會痛，充哥聽了說：「對呀，會痛，所以等一下要深呼吸。」就在我做好心理準備會很痛的時候，充哥又說：「騙妳的啦！我早就拆完了，是不是根本沒感覺？」

我聽了忍不住大驚：「什麼？真的一點感覺也沒有耶！」不知是我太遲鈍還是充哥技術太好？拆了管子後我非常興奮，終於可以大力沖個熱水澡了！但是礙於病理報告尚未出爐，我便約了隔週五回診等開獎。

媽呀！我終於及格了

等待的日子總是特別漫長，終於熬到回診的日子，我這次比上次更緊張百倍啊！因為上週拆管後充哥威脅我「如果報告出來有需要開第二次刀不可以哭，要乖乖回來開刀」，所以我過了一週提心吊膽的日子，一怕病理報告顯示邊緣有癌細胞要重開，二怕腫瘤太過頑強，之後又要補做化療永不止息。

還好最後的結果是我的腫瘤雖然沒有完全消失，但僅剩的0.7公分，變成原位癌了。

（什麼？還有個癌字！）其實當下有點失望，畢竟還有個「癌」字聽來特別刺耳，感覺就像讀書很認真但考試成績不夠好。

善良的充哥還安慰我：「這也是廣義的PCR（病理完全反應）呀，看到報告我都替妳開心了兩天，妳不開心我好傷心唷。」聽他這麼說我心頭感到一股暖意，不愧是充哥啊！除了會醫病人的身體還很會安慰病人的心靈。總之，在跟癌細胞奮戰了六個月之後，終於讓它離開我身體了，接下來就準備開始放療讓它徹底灰飛煙滅啦！

27

放療（電療）金爽快！

終於開始進入放療過程了。大家都說比起化療來說，放療就是一片小蛋糕。沒錯！比起躺著頭暈、坐著想吐、移動想拉的化療副作用，它的確是一片小蛋糕。但這片小蛋糕要連續28天每天準時到店裡，換好硬梆梆的膠膜圍兜頂著下巴，脫去假髮躺著品嚐，才吃了三天我就膩了。

放療又稱作電療，其實它的前置作業很簡單，第一次先躺好就定位等著治療師把煮得熱熱軟軟像白色矽膠的物體放在妳新鮮的肉體上，等它冷卻固化定型就製好接下來長達六週相依為命的模型了。

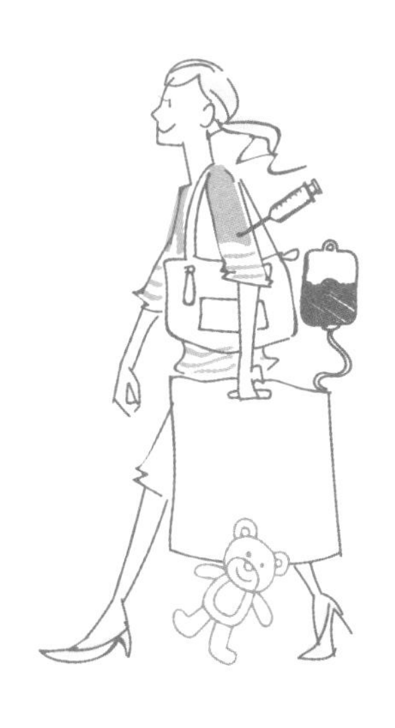

再來每天照預先登記的時段更衣後去導航光子刀治療室報到，放射治療師會協助把模型對準固定在光溜溜的上半身，接著光子刀機器就會對著照射部位發出「ㄣ～～～」的聲音（伴隨著小小馬達聲）。關鍵步驟就是照著指令吸飽氣，並且用盡上半身的力量閉住，直到遠方麥克風傳來「可以呼吸」的指令才能鬆一口氣。

當機器跑完一遍約莫15分鐘後就可以起來穿衣服等著明天再來吃蛋糕的日子，包含週休二日整個療程大約需要六個禮拜才結束。我的忍耐力強但是續航力很差，又非常不喜歡固定做某件事，所以放療才十天我就覺得好膩啊。

好在放療雖不能請假卻可以彈性安排時間。某天我帶著小宓飛車到台北一起參與時尚雜誌的粉紅絲帶月活動照，拍照的時程稍微延遲了些，又加上交通顛峰時間一路從台北塞回台中，就算瘋狂趕路也來不及先送小宓回婆婆家，只好帶著她一起去放療。真心覺得放射腫瘤科裡人人都是天使，地方媽媽我非常不好意思地把小宓連同嬰兒推車一起借放在護理站，等我做完治療急急忙忙去接她時，看到她一手抓著小糖果，一手抓著護理師阿姨的手指玩得挺開心的，我也不斷感謝放腫科醫生叔叔阿姨們好耐性地幫我照顧小孩。

放療後的居家護理之道

前一篇提到放療是一塊小蛋糕，照的時候不會痛而且一下子就過去了，在醫院停車場找位置的時間都比它長。但是，放療後的皮膚護理才是一大關卡。由於每家醫院的放射治療加速器不同，照射的部位和次數也不同，所以每個人的反應也會不盡相同，我都會和看我網路文章的癌友說千萬不要問「為什麼我媽媽、我阿嬤、我鄰居、我朋友、我認識的某某某怎麼沒有這樣」等等的大哉問。

我在中國醫藥大學附設醫院做導航光子刀28次，放射強度我不確定，但聽主任口述不會太弱，我該慶幸是因為太年輕還是三陰太凶險，導致這家醫院全用高規格的強度對付

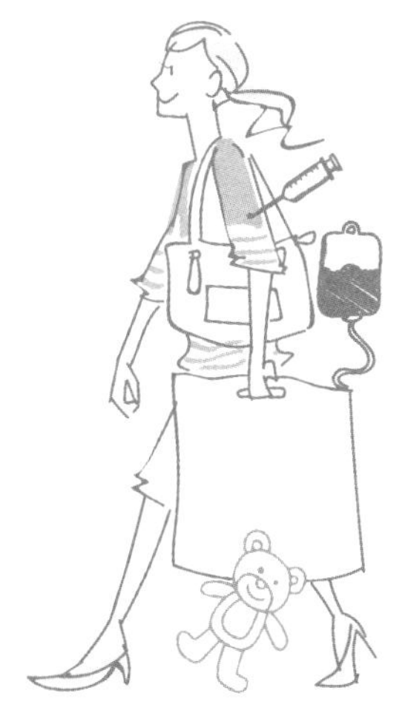

我。縱使我乖乖地穿無鋼圈內衣和勤抹藥膏，胸部和腋下放療範圍的皮膚表面還是像風乾的柚子般又黑又乾又痛，更慘的是腋下開刀取出淋巴的傷口也因為皮膚越來越乾硬又必須常常做抬手的動作而覺得不舒服。

到了放療尾端，像風乾的柚子皮般的乳房表面開始剝落下來咖啡色的小皮屑，露出新生的粉紅嫩肉。這時就可以丟掉醫院開的藥膏開始改擦美白保養品了。為了回到最好的狀態，我晚上擦美白乳液和化妝水的時候會多擠一點擦我胸前的兩粒柚子，乳液和保濕化妝水用二比一的比例揉搓均勻後，從外部朝裡面按摩，好幫助吸收。按摩的方式要像穿內衣撥奶一樣，免得按摩錯誤胸部外擴就白搭了。

一心想讓兩顆柚子趕快脫皮變回白嫩嫩的水梨，我非常認真保養，還好努力沒有白費，**10**月**23**日結束最後一次放療，到了**12**月**25**日聖誕節當晚，柚子們通通改頭換面，從碧昂絲美白成泰勒絲啦！

乳癌，快走不送，別再見了

當初得知罹患乳癌後，我在診間向充哥表明心跡——「**乳房乃身外之物，我要命**

不要奶」，請快點幫我安排手術切光光，當時一心以為從此我會當一輩子全乳切除的「少奶奶」……但是充哥要我別慌張，並不是全乳切除就一定最適合我，他希望我能先接受化療觀察腫瘤情況再決定要全部切除還是局部切除就好。但前面幾次化療的結果都不如預期中的好，說實在的內心不是不挫敗，更加深了我想要切光光永絕後患的念頭。說起來我運氣算很好，手術前兩週回診時我特意問了是否可以用微創手術，充哥向我搖搖頭說他希望能夠幫我開乾淨，也許開刀時有突發狀況，清除的範圍會大一些，同時叫我別操心傷口大小了，那是他要操煩的事才對。

開完刀第一次掀開紗布換藥的時候，我真心感謝充哥在我視死如歸決定把柚子整顆切掉的時勸我：「妳還年輕，我們盡量用局部切除加上乳腺微整形，盡可能讓妳恢復原狀。」出院後每每凝視著自己的身體總是覺得不可思議，從確診至今10個月我的胸部真的如充哥所說恢復了原狀，有時遇到脫了上衣和其他癌友姊妹交流手術疤痕時，往往都被問同樣的一句話：「是開左邊還是右邊啊？」雖然嘴上說得不在意胸部，但大病過後看著胸部幾乎和以前一樣，說不慶幸就太矯情了。我真的很慶幸傷口能如此的小，形狀能如此的對稱，如果不是頂上無毛，簡直無法想像我竟然經歷了這八個月的非人訓練，還能像沒生過病一樣的開心準備跨年，腦公也替我挑選好下次回診時要親手交給充哥的手作小禮物，這份禮物並不貴重也不值太多錢，它是一個方方正正木頭製的小機器人，上面有我為充哥手寫再請師傅刻的「乳癌剋星」四個紅色大字，拿起來輕巧的木頭小機器人，乘載著重重的救命之恩。

回診當天我和充哥說要送他禮物，他連忙擺擺手說不收不收，我趕緊拿出「乳癌剋星」放在他桌上，充哥略頓了一下便笑開懷，點點頭說他很喜歡，以後會放在診間的辦公桌上。走過一遭化療之路，深刻體會身為病人的無助與不安，我真的超級感謝這世界上所有救命的醫師們守護我們的健康。

光頭清朝戲終於殺青了，走過十個月的天堂路終於輪到我畢業。從確診一開始的錯愕到接受現實我不過才花了一個晚上，但治療期間從充滿幹勁到失望迷茫，從自暴自棄到再接再厲，我還能用輕鬆詼諧的文字記錄並不代表我不夠痛苦，而是自怨自艾也不能讓一切都沒發生過，如果我的人生必須嚐點苦頭，自己加點糖，總可以吧?!

得知罹癌時，我曾向全世界宣告「我要活下去」！而此時的我，只想要大聲呼喊：乳癌，不送別見。

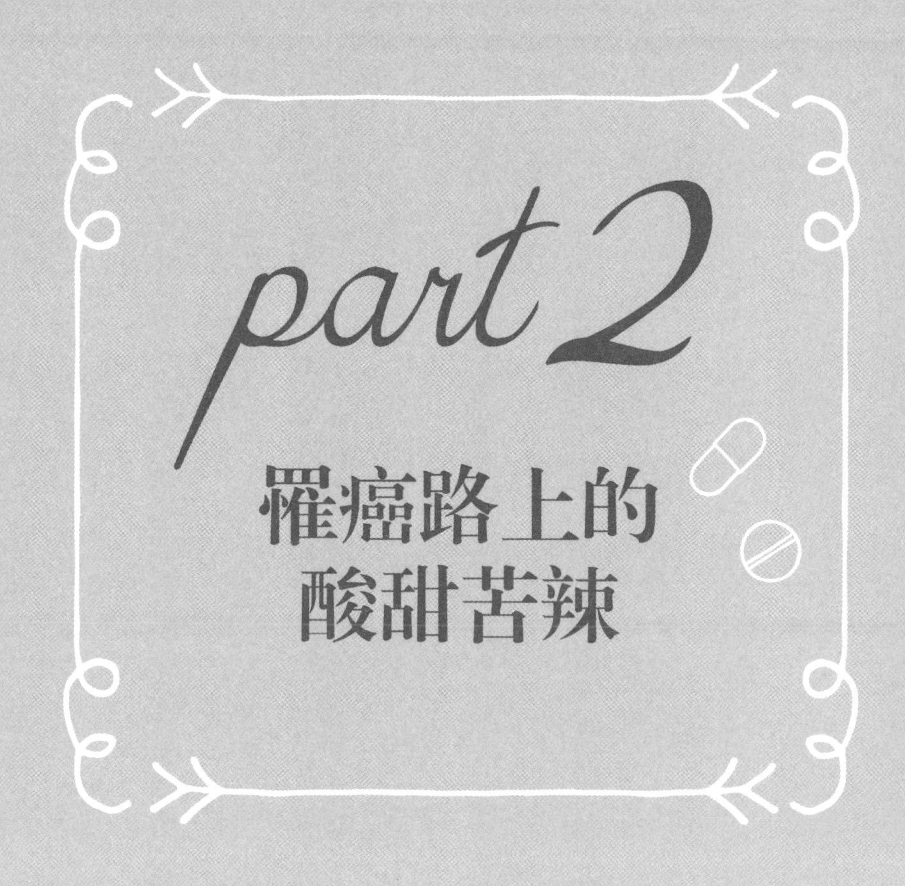

part 2

罹癌路上的酸甜苦辣

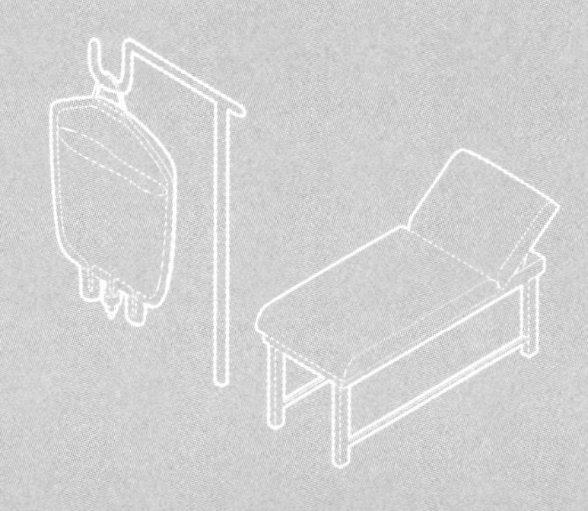

01

再虛弱也要陪著孩子動次動次動起來

雖然身為媽媽的我不爭氣的生病了，但之前豪氣答應等小曦滿三歲要帶她去參加舞蹈教室的親子律動課程可不能食言（拍胸）！當時身為大寶的小曦第一次當姐姐，對於「妹妹」的到來只有兩個字可以形容，就是**吃醋、吃醋、吃不完的醋**。關於小宓妹妹的一切她都看不順眼，縱使懷小宓期間不停地灌輸她要當姐姐囉，但是小宓從月子中心帶回家後姊妹相認的第一面就是姐姐爭寵討抱抱，無止盡的哭鬧，還有偷打軟綿綿的小宓妹妹。眼看家裡的小霸王寵冠後宮已三年，一時半會也聽不進去大人和她解釋的道理，於是我打著「帶她去體驗一下團體生活，順便交新朋友才不會整天把心思放在討厭妹妹跟打妹妹身上」的如意算盤，雖然明知道自己的身體狀況很勉強，還是硬著頭皮報名了。

體驗課程簡直是一堂考驗媽媽體力、臂力跟恥力的課程。這天的主題是「我們要去彩虹天堂」（媽媽聽了心內嘀咕：「呸！呸！呸！我只想待在人間，不想這麼快上天堂啊！」）課程中大人要扮演各式各樣不同交通工具，如汽車、火車，最後是天殺的火箭，把重達16公斤的小曦高高舉起放下N次，帶她找尋彩虹天堂。

僅僅30分鐘的體驗課程，對平時體力就很差的我來說簡直是一大挑戰，感覺坐下來就眼冒金星快不行了。中途有幾個爸爸進來救援，跟其他媽媽換手抱小孩，有兩個媽媽飛也似地逃出去站在觀景窗外邊笑邊喘氣，但腦公在家長等候區盡責地餵小宓喝奶，無暇顧及我與16公斤的小曦。若不是寶貝女兒轉頭發自內心地跟我說：「媽媽，妞妞（小曦的乳名）我好快樂喔！」全身發軟的我應該會選擇逃跑。

最後跟老師討論了一下為娘目前的身體狀況，舞蹈教室很貼心地在課程簽到卡片上附註我補課次數可能會比較多（一班是限制兩次），通融我別讓上課成為壓力。在我刷卡繳學費的同時，小曦和她的小小新朋友牽著手一起丈量運動服尺寸，直到上車了都捨不得脫下剛拿到的新背包，突然覺得帶她來上課的決定真是太英明了。

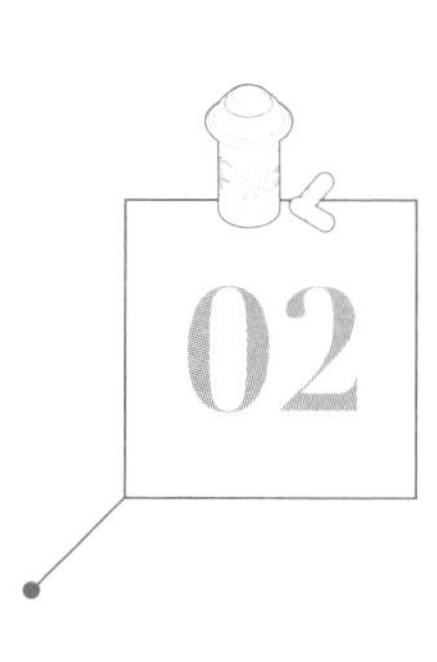

大寶的心聲：妹妹是小偷

早早就計劃好的小曦3歲生日，就在媽媽我的第一次化療住院中默默地結束了。雖然和她說很多次媽媽生病了，不能碰到媽媽人工血管的傷口，小曦還是以為媽媽指的生病是感冒之類的，只要我一戴起口罩，她就會模仿「哈啾」的打噴嚏，然後自得其樂笑得很開心，一副猜懂媽媽的小默契。

剛生下大寶時，我總愛將她抱在懷裡，看著她的笑臉、睡臉，或哄著哭泣的她，而小曦也只挑媽媽抱，但現在因為我右側埋了一個鍾碩（我幫人工血管取的名號）限重五公斤，短期內都不能施力抱她。小曦似懂非懂的小腦袋以為又是「妹妹」害的，自編自唱一首「不要妹妹之歌」，歌詞內容包括如何欺負妹妹和討厭妹妹，要把妹妹丟在外面等等，除了歌詞有點不搭之外，其實旋律還蠻好聽的。我跟腦公開車的時候還會點她唱兩句妹妹之歌，小曦也很捧場地越唱越投入，歌詞也越編越長，目前欺負妹妹的酷刑已經到達十種之多XD。

而就在某天牽著她散步的時候，她突然蹦出一句：「妹妹是小偷！」我問她妹妹偷走什麼呢？小曦回答：「妹妹偷走妞妞（妞妞是小曦的乳名）的寶。」「把拔馬麻不要妞妞，要愛妹妹。」

聽到這番話，我立刻對她說：「大家都愛妳也愛妹妹，妹妹也愛妞妞。」雖然她隨即笑開懷，可是回到車上又開始說不要妹妹了，讓我和腦公哭笑不得，接著又在不要妹妹之歌裡再添上兩句酷刑……看來，小苾妹妹以後的日子不會太好過了。

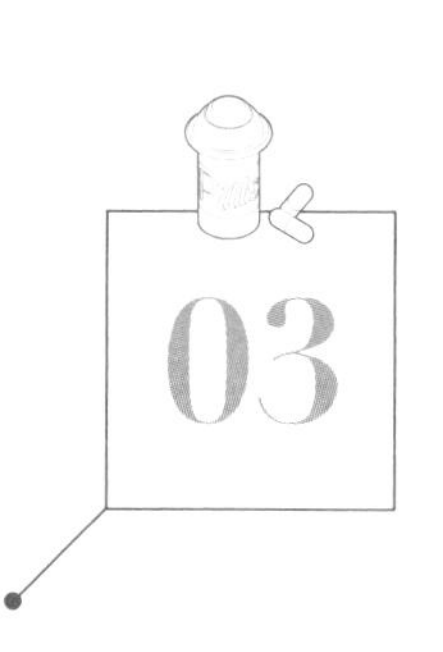

03 憂鬱的人去海邊，煩惱散去治百病

怎麼樣也想不到今年我會在醫院錯過小曦的生日。第一次化療完的第三天適逢二二八連假，我決定帶著因妹妹加入小家庭而鬱鬱寡歡的小曦快閃海邊（好繞口啊）。拖著未知的副作用還有行李當天直衝墾丁，熱門連假連房間都還沒預定好，說走就走的媽媽我心臟超大顆！

好不容易在腦公開車南下的時候訂好第一天要住的飯店，價錢什麼的也都不管了，一股作氣就帶著小孩往戶外走。雖然途中兩個小孩輪流換尿布、肚子餓喝奶奶，一大堆鳥事拖慢行程，但出遊不管多累就是一種解放，自己也暫時把生病這件事拋在腦後，就算頭暈腦脹也要拼命灌水和小孩玩沙踏浪，一點也不想浪費和她們的相處時光。

小曦對妹妹的出現還不適應，完全沒有出現愛護妹妹的好姐姐模樣，跟身為獨生女的我想像中姊姊妹妹手拉手感情好根本不一樣，於是媽媽使出年輕時約會的祕技——去海邊吶喊，一定要用力地喊完內心戲，這時轉頭看對方都會有又帥又美心動不已的假象！

我和女兒說：「謝謝妞妞（小曦的乳名）來當爸爸媽媽的小孩，雖然爸爸媽媽只是普通人，沒有金銀湯匙給妳和妹妹銜著當白富美；雖然媽媽現在生病了有時候會小小虛弱一下，但是媽媽不會因為妹妹就少愛妳一點，以後不要再偷打妹妹了唷！」

小曦似懂非懂地跟著我們站在岸邊，三個人對著大海亂喊一通，從一開始的完整句子到後面毫無章法的亂叫亂吼，小曦看著爸爸媽媽比賽誰喊得更大聲覺得很好玩也跟著又叫又跳，我們一左一右各牽著她的一隻手，告訴她有什麼不開心的就跟爸爸媽媽說，妳和妹妹都是爸爸媽媽期待已久的寶貝，我們一起愛護妹妹好嗎？小曦輕輕點了點頭，笑倒在我懷裡。

04

小曦的舞蹈課

我常常跟網友說「媽媽的心情會決定家庭的氣氛」，此話真心不騙。所以我咬牙忍受家裡老老小小對我光頭的訕笑跟拍打，會講話的叫我禿驢，還不會講話的拿我的頭當西瓜拍，每週六早上還要開40分鐘的車準時九點前陪小曦去跳親子律動課。由於不想輸給病魔，也不願影響小孩原本該有的生活，這堂課在我確診之初自己堅持要報名累死自己。

舞蹈課每週都有一個主題讓小曦跟我動動身體，小曦是個超級活潑的孩子，很容易融入新環境，也很會暴衝玩過頭，苦了老媽我有時候遇到化療的第一週要陪著她在教室跑跳真的很吃力。可是媽媽就是個天生內建「勉強功能」的奇妙生物，除了剛換新藥紫杉醇大

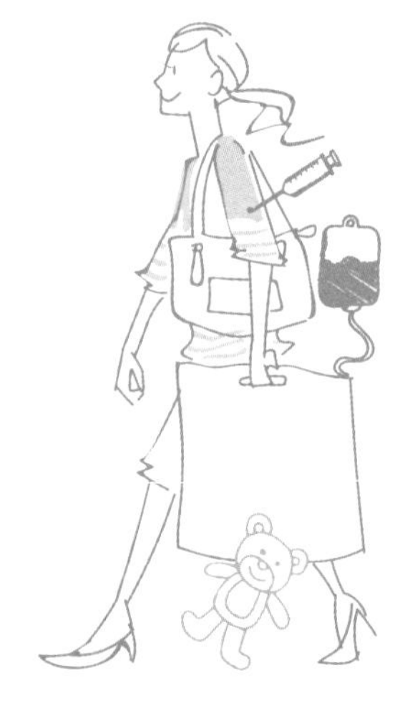

魔王的第一週被副作用整得慘不忍睹，而請爸爸代打出場之外，其他時間都沒有用替身陪上課，完全由我親自上陣；下課後又立刻飛車到早午餐廳開始伺候孩子們用餐，最後才緩緩我充血的腦袋。

親子律動課程不只訓練孩子，其實對大人的膽量訓練更有幫助。上了幾堂課後，連害羞的腦公都可以大方地用屁股划船，真是一人繳費兩人受惠！而且親子感情也會在上課的瞬間激增。

就這樣，女兒開心地展開了她的舞蹈課程，女超人媽媽我也發願要趕在幼兒園開學前結束化療，之後陪她一起上學。我想等她長大之後應該不會感受到媽媽曾經得過癌症，可能只會納悶為什麼小時候媽媽是光頭吧！

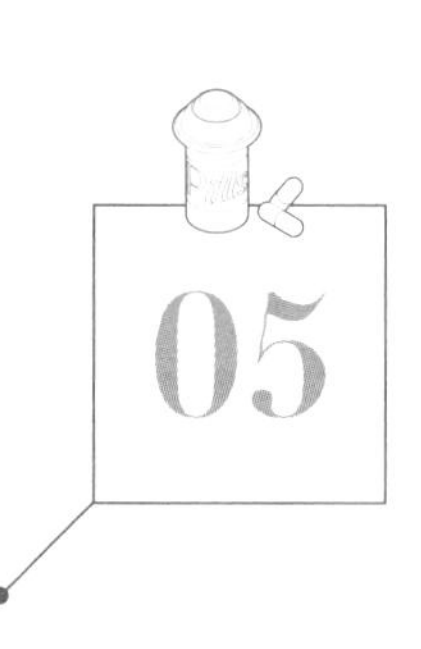

哺乳期的媽媽更要當心！不明硬塊可能是乳癌找上門！

女兒小宓是讓我發現乳癌的恩人，若不是因為擠奶，正常人哪會用力捏胸部？哺乳期發現乳癌非常容易被認為是塞奶而拖延到正確診斷的時間，尤其正值青壯年的新手媽媽，上網搜尋資料時一定是在關鍵字打「硬塊」、「塞奶」。接著就會有一大串的文章教妳多讓寶寶親餵，對準硬塊的方向吸吮等等。鮮少有文章提醒媽媽們「若硬塊推不散，要立刻去乳房外科報到做詳細的檢查」。

以我個人的經驗是在月子中心有請護理師幫我通乳腺，也每天擠奶，當下完全摸不到任何硬塊，沒想到三個月後等我產假結束復職，躲在公司廁所用手擠奶才發現一個硬硬的小球。

值得慶幸的是我是用手才摸得到，如果用電動擠奶器就會完全無感。再加上我追查到底的個性，即使從超音波或是乳房攝影看起來都是貌似忠良的腺瘤，我仍不放心地請醫生加做粗針切片，果然就抓出癌細胞啦！

寫這篇文章並不是要嚇唬哺乳媽媽們，而是我們必須最了解自己的身體，若有不明硬塊不要以為是單純塞奶就沒事了，詳細檢查是非常重要且必要的。

有不少癌友姊妹和我分享，當初她覺得乳房有異狀去檢查，醫生請她持續追蹤就可以，但數個月後再回診卻發現不幸是乳癌，往後的日子糾結在「如果當初更早一點發現就好了」的小劇場裡悔恨著。其實遇到這種情況若不放心，可以尋求第二位醫師的意見，身體是自己的只有妳最懂它，有任何疑慮千萬不要得過且過，一定要找出答案啊！

06

光頭人生的超級進化，好的假髮讓妳老女變少女

女性癌友在診間的糾結內心戲第一名應該就是假髮問題了，就連我開口問醫生自己的癌症算幾期之前，我腦海也是先閃過頭髮掉光這回事兒。在妙齡女性癌友之間，最熱絡的話題永遠都是分享假髮資訊，沒有人喜歡自己的外表因為疾病而一落千丈。

我一直很佩服日本人對於自身服裝儀容慎重以待的生活態度，去日本多次即便是相對沉靜的城市，偶然與騎自行車看似悠閒購物的年長女性擦身而過，對方身上穿戴整齊的項鍊以及耳環令我印象深刻，本來就很愛漂亮的我，無形之中也認真地模仿了即便隨意地出

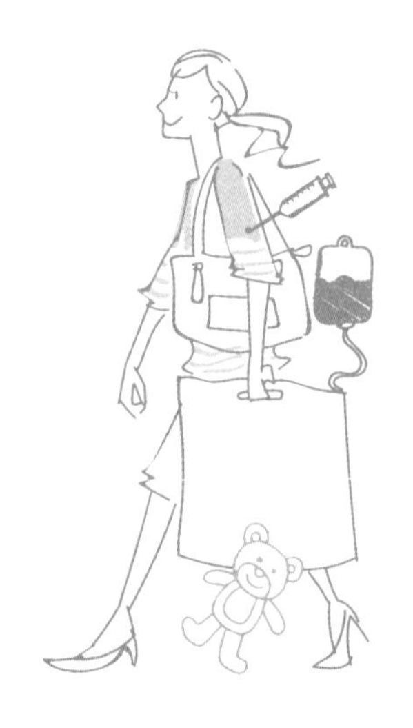

門也不能有隨便的儀表這樣的精神，就算是化療也要讓自己看起來沒那麼糟糕。

其實我的假髮收藏比起其他更瘋狂的癌友們不算多，甚至因為當媽媽後造型保守許多，連帶著挑選假髮時也下意識地選擇良家婦女款式，好處是出門都被路人以為是樸實的真髮，自以為拿捏好假髮的訣竅之後，到了化療後期食髓知味地開始嘗試網路上韓系或日系假髮款式，意外地發現自己就算當媽了還是有長髮少女心的一面，接著就像上癮了一般，把假髮當作流行配件買，長短直捲連人類不會有的淺灰色髮我都敢下手了。我在部落格裡分享過繳了不少學費的假髮進化史，獲得了廣大迴響，甚至幫助了不少非癌友但也正在經歷落髮問題的網友們。

經過本人身經百戰試了無數假髮後，也戴出不少心得，最後歸納初自己挑選假髮的三大祕訣：

❶ 髮網材質是最重要的，光禿禿的頭皮比我們想像的還要脆弱，一點點不正常摩擦或壓迫，更敏感的甚至連不透氣也會讓頭皮過敏發炎，一癢就抓，一抓就破，再癢再抓，惡性循環，尤其跟我一樣是職業婦女的更要注意，假髮戴出門至少都八小時起跳的，中途有任何異狀也不方便取下，一開始一定要慎選材質。

❷長度的重要性和材質息息相關。髮長越長越考驗假髮的材質，我跨國買過韓國進口的千元假髮，髮型沒話說真的很完美，可惜髮尾約莫戴個十來次就幾乎打結壞死，幾乎是拋棄型的假髮。

❸再來就是價錢，要買多少價位的假髮取決於這筆錢花了有沒有讓自己隱隱期待這頂未來的親密夥伴，千萬不要以為越貴的越好，昂貴的背後可能是來自於廣告行銷的成本，並沒有回饋在假髮品質上。現在也有基金會提供真髮製成的假髮免費供癌友租借，假髮資源可說是越來越豐富了。

07 佛系癌友

不久前與從癌症戰友變好友的姊妹相聚，聊起我們身邊越來越多年輕新戰友不勝唏噓，也發現原來還有好多人抱著鴕鳥心態，成為佛系癌症病患，奉行不聽話原則的四不一沒有：「不相信、不面對、不聽勸、不開刀，腫瘤就會自己沒有！」

確診後覺得自己「很倒楣、很委屈、為什麼偏偏是我」，非要家人哄、家人陪、家人心力交瘁的照顧，才能安撫那委屈，才有膽量接受治療，這都是大家會走的過程。身為過來人的我只想搖著這些人的肩膀說：「趕快踏上治療之路吧！」

對新癌友而言，「時間」是最最關鍵的，越早處理預後肯定是越好的。佛系癌友面對

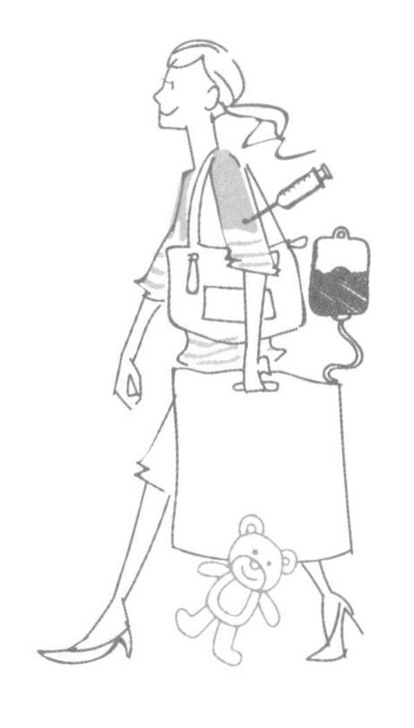

治療的膽量小如鼠，但對家人發的脾氣卻猛如虎，何苦折騰自己人呢？有網友曾私訊我說「全身麻醉好可怕，聽到就不敢開刀」，我必須摸著良心掛保證，全身麻醉很舒服好嗎！躺在冷氣房蓋著溫熱的手術被，等麻醉師注入冰冰涼涼的兩管液體，隨即秒睡，醒來之後「癌細胞」就離你而去還不夠好嗎？真要比較的話，局部麻醉才討厭，清醒之中還聞的到電燒肉的臭味，伴隨著那噁心的拉扯感，相比之下我會說：「**全麻萬歲，萬歲，萬萬歲。**」

也有長輩型網友吐槽：「那是你們年輕人恢復快，老人開刀元氣大傷。」我覺得這個觀念有待商榷，因為越年輕的人體內的癌細胞越兇猛，分化跟惡性程度遠遠勝過老人，因此醫生用藥考量的面向就更廣。年輕人的化療往往是做好做滿，甚至像我一樣直上高劑量的大有人在。誰說年輕人就不痛不癢，打鉑金的時候有幾個人能夠不邊吐邊在心理狂罵髒話，希望時間快轉一個禮拜好下床。

我常說「**能開刀都是好消息，表示你很早期**」，就如同明知房間鬧鬼，道士說七七四十九天之後，阿飄就會衝破符咒要人命，還僥倖地想「喔！等四十天後我做好心理準備再磨桃木劍應該來得及」，問題是這四十九天過去，阿飄還是原本那隻阿飄嗎？阿飄閒著沒事不會練等級嗎？等你下定決心要磨劍，阿飄早就升級為佛地魔，道士也難救！

會這麼苦口婆心呼籲大家，是因為自從分享部落格文章以來，接到不少陌生網友的真情告白，令我驚訝的是，不只一位癌友向我坦承一開始沒有勇氣面對化療，而尋求民俗療法等等趨樂避苦的作法，但令人遺憾的結果卻是，只要做了治療的逃兵，被抓回部隊時總是一身傷，還錯過了治療的最佳黃金時間……。抗癌這條狹路上，雖說不是每個人都可以安全通過，但這是一場無法做弊的考試，有準備未必及格，不準備便死路一條。

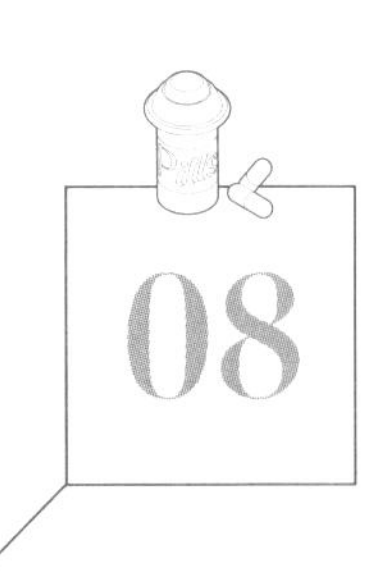

08 我不要我的小宓寶貝生病，所有病痛都給我吧！

在好不容易熬過連續二十幾次日復一日往返車程來回兩個小時的中國醫大附設醫院做乳癌術後放射治療，抱著一絲期待和興奮以為跑醫院的生活終於要告一段落時，剛滿一歲的小宓竟然迎來了一場令我們措手不及的大病——川崎氏症。

「川崎氏症」對我而言非常陌生，小傢伙出生以來我就忙著生病治病，不滿一歲的小宓受到正在念幼兒園的姐姐影響，大小感冒不停之外，還因為皮膚太過嬌嫩容易紅屁屁，除此以外，我從來不曾想過小宓會有住院的一天。

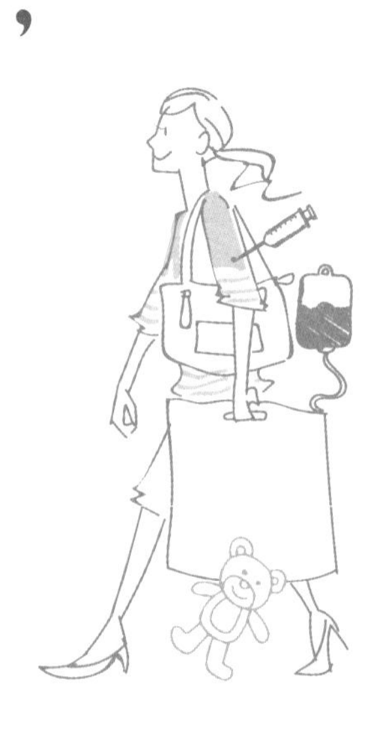

孩子挨針，爲娘揪心

現在想想這段經歷，我依舊想哭。還記得那天是凌晨兩點，小宓開始高燒逼近四十度不退，接著全身浮現紅疹，原本粉嫩嫩的小身體看起來蠟黃無比，非常嚇人！各種退燒方法都用盡了，好不容易熬到天亮帶她去小兒專科看診，在診間外還以為又是某種流行感冒病毒，卻聽到醫生告訴我們症狀疑似猩紅熱，必須盡快帶往大醫院急診，在櫃台等著結帳的當下，我腦海中對「猩紅熱」這個名詞警報大作，這不就是小時候曾經看過的文學名著《孤星淚》裡面會致人於死的疾病嗎?!

懷抱著不祥的預感，一雙腳一邊打顫，一邊不穩地原地踏步，繳完費一拿到收據立刻抱著孩子狂奔到停車場，跑得滿頭大汗、假髮歪了也不顧不上，用最快的速度發動引擎轉往區域醫院掛急診。

在人滿為患的急診室，我抱著孩子窩在一張鐵製折疊椅上，準備打點滴以及採集血液，因為血管太細只能打在她白嫩嫩的小腳背上。儘管如此小宓還是被抽了好幾次血，由於嬰兒的血管太細，血幾乎是用擠的才收集完一管。小宓黑白分明的大眼毫無防備地看著我，每當護理師手用力擠便跟著發出一陣淒厲的哭喊，但針一離開身體又安靜下來。我的小宓就是這樣乖巧不吵鬧的孩子。我化療時其實很孬，從來不敢直視插在鎖骨下方的角針，而我卻因為必須固定小宓的身體不動而注視著她扎針的過程，這種視覺上的衝擊比我自己化療還要痛苦千百倍。

陪著這麼幼小的寶寶在急診室等候檢驗結果，身心都極度煎熬，坐了一夜的鐵板凳，紫杉龍王在我身上留下的水腫副作用還未消退。當我覺得下半身緊繃不已往下看時，才發現自己的兩條腿不知何時因為血液不循環而腫成象腿，若不是眾目睽睽我肯定把褲子脫得遠遠的，但我甚至連騰出手來為乾裂出血的嘴唇擦個護唇膏都辦不到，自己的狀況糟糕到了極點，這才想起來正在化療期間的我，是被叮嚀不能去醫院的。看著趴在我身上因為又疼又累還燒得不知天南地北的小宓更讓我覺得好氣，好氣怎麼會搞成這樣，好氣老天為什麼要這樣折騰我們。

多希望爲小宓承受所有病痛

經過不太愉悅的等待以及判斷，小宓終於辦好第一次入院手續，不間斷的退燒藥劑以及抗生素打入她的小身體。我看著大床上的那個粉紅色小肉球，幾乎快認不出來那是我可愛的女兒，原本大大的眼睛被水腫撐得剩下瞇瞇眼，以前家裡最白嫩的她現在是個蠟黃暗沉的水球狀物體。此時我們還天真地以為只要打完幾天的點滴就可以安心回家了，殊不知，就在幾天後第一輪治療結束返家不到兩個小時，小宓的體溫又突然拔高到四十度，心裡想著：「天哪！別又來了吧！」

手邊一刻不得閒，簡單收拾好行李又抱著小宓往醫院衝。這一次的主治醫師比較細心，但不可避免地各種扎針又來了。抽血結果顯示小宓的血液中有大量的未成熟白血細胞，且白血球的數量極高。我腦海中的一個浮現的念頭是「千萬不要是急性白血病，只要不是血癌，什麼都好」。

即使是我自己確診癌症都不曾如此崩潰過，腦中卻閃過一絲「萬一孩子要承受我那樣的痛苦怎麼辦」，我握著手機google的手指明顯發抖著，腦公過來握著我的手，眼神流露出跟我一樣的恐懼，握著彼此的手也止不住顫抖。這時，我不斷在心中吶喊：「都給我！都給我！都給我！不要給我的孩子啊！」

直到後來醫院方面判斷是非典型的川崎氏症，號稱兒童後天的心臟病，由於已經錯失第一次入院時關鍵的症狀，我們當下立刻同意自費施打免疫球蛋白。雖然我知道我不可以一直待在醫院，但依舊任性的陪著小宓在兒童加護病房打針。儘管自己剛開完刀的那一側還疼著，寧可忍住疼痛也要抱著小宓哄哄。

那時我穿梭在車程來回要兩小時的中國醫藥學院和沙鹿光田醫院，飛車趕去做放射治療後不敢耽擱，又火速往回開往小宓的醫院，留守小兒加護病房的我心力交瘁，一有空檔就不停收集川崎氏症的資訊。半夜握著小宓插著好幾根軟管連著儀器的小小手臂，一面希望把她小小身體所承受的痛苦都給我。我已經千瘡百孔了，再多插幾針也不怕，一方面又慶幸還好癌症大魔王挑中的是我，我真的捨不得任何一個我愛的人經歷化療那樣的摧殘，尤其是我的寶貝心頭肉。

就這樣折騰了半個月，我的小宓終於可以出院了，心裡無限感激，老天又還我一個漂漂亮亮的小女兒。因此，每當回診遇到兒童癌症病房的小朋友由媽媽推著輪椅出來散步，我就一陣鼻酸，那樣的痛苦，我能感同身受。

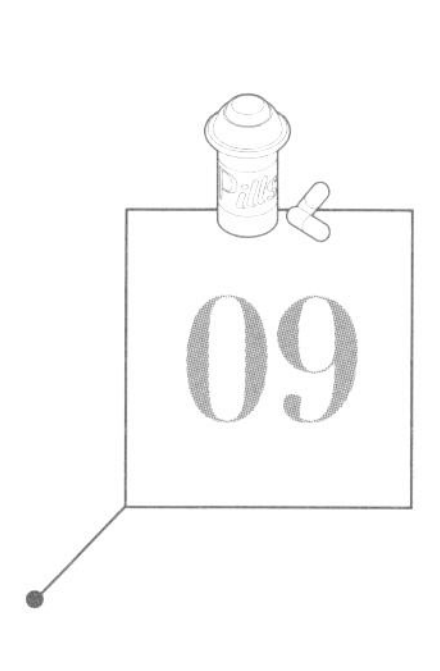

這應該是女強人得的病吧?!

別的癌種我不敢確定，但我因為得了乳癌而認識結交的好姐妹們，各個十八般武藝樣樣精通，彷彿是《甄嬛傳》裡的主角群，琴棋書畫都有強中手，優秀到不行。這當中不乏高階主管或是企業主，不管單身還是未婚都是家裡的重要支柱。其中最讓我佩服的是家有三個學齡小孩的心理師姐姐，又要打理家庭又要協助老公，還不忘成立乳癌社團關懷剛罹癌的迷途小羔羊！

癌友中還有位文采翩翩的氣質美人，廚藝與美感兼具，每當看到仙女姊姊的不可思議餐桌，都會納悶老天爺到底怎麼挑的，殺人放火的惡人菸酒不忌，認真過好生活的小女子們卻要受癌症摧殘，太不公平了。

後來當我閱讀到一篇乳癌相關文章時，才解開我心底的疑惑。原來呀，有些人的乳癌跟心理因素有很大的關係，要求完美謹慎克己都可能造成心理的壓力，長此以往累積下來，心病就成了身體實質的病痛。我也不禁回想，毫無家族病史的自己，應該也是這麼中招的！

從小到大我都是個女強人

我來自經濟不寬裕的單親家庭，像煽情電視劇裡演的，出生就沒有見過親生父親，只知道無緣的父親曾經是個遊戲人間的飛行員，年輕時很騷包地從國外進口了拉風的敞篷跑車，過著暴發戶般揮霍的生活。而我的母親就是個在愛情之中傷痕累累的女人，帶著無謀生能力襁褓之中的小嬰兒，靠著娘家的接濟在外生活著。

大約是幼兒園時期，我就明白自己跟別的孩子不大一樣。在純樸保守的鄉下念書，沒有父親的我簡直是臉上貼著可以隨意欺負標籤的異類，就學時期在團體生活中吃的虧讓我飽到成年。也因為如此，成年之後每當有人讚我善解人意，處事圓滑識大體，我心裡則是一陣苦笑。所謂的懂事不過是拼命讓自己看起來不那麼悲慘而打磨成的個性罷了！

當忍耐成了習慣，我漸漸地忘了怎麼說「不」，抱持著「任性不聽話會被人討厭唷！」的想法，所以我不能做真正的自己，安全地執行最容易得到眾人歡迎的程式過生活，把名為「本性」的內建執行檔刪除，安全地當個平凡的學生準時畢業，做著高薪卻不是那麼熱愛的工作，當時機成熟便套用結婚軟體，每兩年更新一個副檔成為兩個孩子的媽，硬碟越裝越滿，病毒和惡意程式不斷累積，於是我的記憶體負載，掃毒軟體罷工，我，炸鍋了。

在我生病這段期間好不容易想通一件事，我身體所受的任何痛苦都只有我自己才能克服，別人一點忙都幫不上，既然如此，我該對誰最好？答案已經很明白了！

當我在廁所裡要吐也不是，要拉也不是，意志在絕望和痛苦之間輪替，也只有我的靈魂懂我肉身承受的痛苦。

在治病這不長不短的一年時間裡，我開始學習珍惜自己，尊重自己，有話就說出口，改掉我答話前先觀察對方臉色的迂迴毛病。後來，我的心舒服了好多，也輕鬆了好多，身體彷彿也知道我「知錯能改」了，於是終於在第七次化療結束後，給我一個勉強及格的好成績。

斷捨離

我曾經埋怨疾病來得太早，快得讓我措手不及，正值青壯年上升期的我，就這麼無預警地落馬了。抗癌這一年多經由網路結交了各種年齡層和背景的癌友們，二十出頭的癌友罹病時多感到憤怒，當自己大好的青春被扼殺在醫院，最大的迷茫是課業能不能繼續，本就對年輕人不甚親切的職場問題，還有絮絮叨叨的家人關心。

五六十歲以上的癌友，怨嘆著上天的不公平，在好不容易寫完人生作業該享清福的時候，給自己和子孫一顆震撼彈。而像我這樣介於三四十歲的癌友，是真正的三明治夾心，好不容易完成學業，在職場上也熬過菜鳥期準備收割果實，剛剛開始繳房貸，孩子仍流著口水在地上爬，家庭不能失去經濟支柱之時，支撐小家庭的兩根大柱子，一根倒下，另

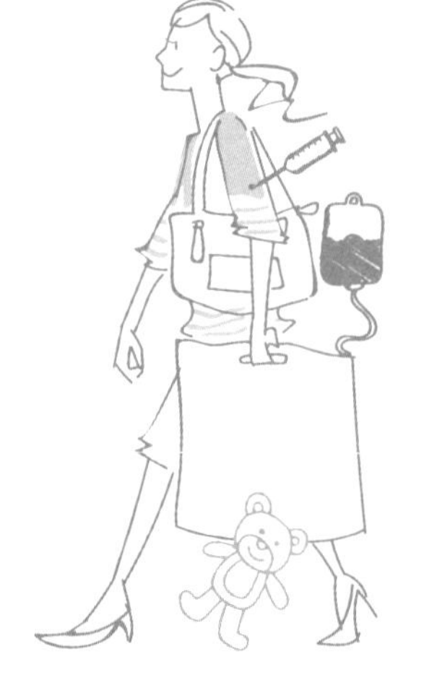

一根也難再負重。但，面對嗷嗷待哺的孩子，連任性的時間都沒有，眼淚擦擦就要趕著治療。治療之初，我曾如此天真地想著「只要能讓我盡快恢復到原有的生活，忍一時肉體的應該也不是太難的事」。上了戰場才發現，原來，我的糧草不夠，我手中的劍不夠鋒利，砍敵一千我自損八百。

本以為自己可以在抗癌和工作之中完美切換，上班時卻在看著以往熟悉的數據資料時腦中一片空白；以往口才游刃有餘的我，卻在話說到一半時沒了自己的聲音，想不起來簡單對話的下一句該接什麼；原本計畫週休二日住院打化療可以不必浪費寶貴的特休，卻在出院後感受到身體極大的苦楚，捉襟見肘地計算剩下的例假，思考著能不能偷懶在家休息。上班可以請假，身為孩子的父母卻偷不了閒，沒有一日是舒舒服服地睡到飽，小家庭該做的家事雜事所有事都躲不了。這種時刻我都無比羨慕沒有家累的年輕癌友，生了病仍可以保有最大限度的自由；無比羨慕走過大半人生的癌友，酸甜苦辣都嚐過，現在只要照顧好自己就能專心抗癌。

於是，我在抗癌的這一年裡做了重大決定，過去的人生負載太多壓得的我喘不過氣，我決定執行段捨離，家庭孩子不可放棄，能重新審視的唯有工作，經過一番深思熟慮後，我大膽決定捨棄眾人羨慕的高薪工程師之路。

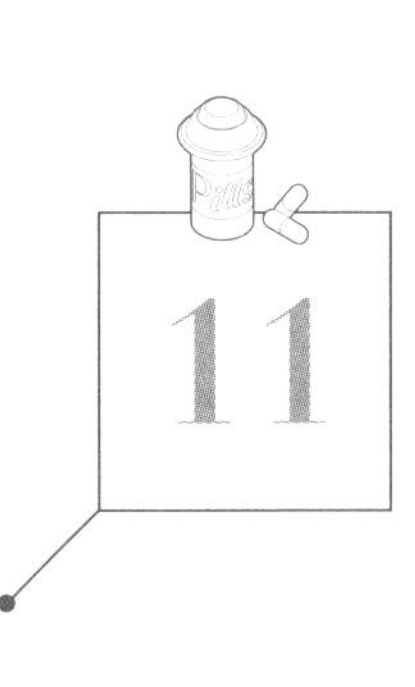

罹癌很衰但別被看衰

從2017年一開春被硬推上戰場到今天，硬撐過抗癌討厭的治療、為了先還房貸苦撐上班、改了無緣老爸取的在算命師眼中鰥寡孤獨的本名，我散播歡樂散播正能量過頭到陸續被雜誌、網路、電視採訪，也過了一日名嘴的乾癮……接著，我決定創業了！

一人公司校長兼撞鐘，我自己摸索開發、行銷、業務、還有品管，甚至還得包辦楓豆功能，把自己變成美美的好當購物社團的代言人。大家看過電影《超完美嬌妻》嗎？短短一年，我不當宅宅工程師了，每日妝髮隨心情改變，不再捨不得剩菜，變成改吃新鮮好料的歪嘴雞，不勉強、不委屈，有話直接噴出口，去他的35年好好小姐……，在腦公身邊上演了一遍超完美嬌妻的情節。

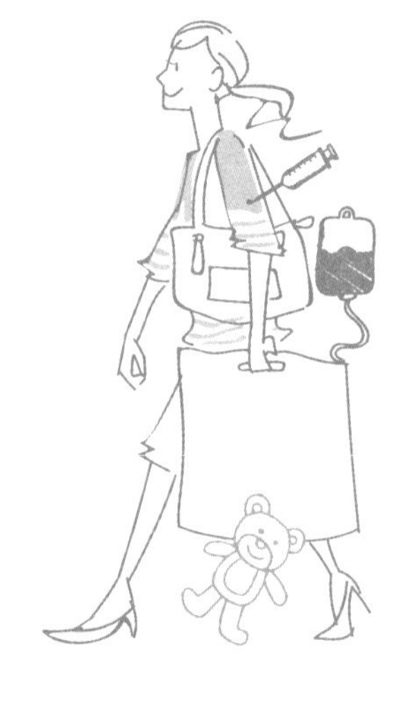

抗癌以來20個月過去了，我依舊覺得癌症是三小禮物？它讓我失去了六位親愛的戰友，不久前又痛心地增添第七位；它讓我的科技新貴職涯不得已中斷，破壞小家庭的存錢進度，連我這自豪「後天自製的人生勝利組」，也必須停下來重新規劃存摺與人生。於是我開始在抗癌和經濟之間找出生路。

沒錢，怎麼養病？

沒健康，怎麼賺錢花錢？

沒有經濟產值，會讓我找不到安全感！因此，我拋下偶像包袱，打開心房，從一開始的羞澀到隨時抓好時機向陌生人自然地遞上名片，厚臉皮地封自己為社群媒體購物社團的「社長」。

幾個月內衝破千人社員的成就感，是我全心投入經營的快樂維他命。當然期間也會遇到沮喪的時候，尤其是某些擺明「妳怎麼淪落到要做這個？」的惡意襲來，不免又會令我自怨自憐被迫出場的人生。斂下眼瞼呼口氣，我告訴自己大家的同情往往在第一個月就用完了，如果我不振作起來就只能一路可憐下去，害我最親的人也變得不幸，如果好不容易贖回的人生只能在忍著點、省著點、夠用就好之中度過，對我來說才是酷刑；我生長在單親也單薪的家庭裡，幼時日子並不好過的我都可以靠著兼三份工還有親阿姨們的接濟熬到研究所畢業，成為鄰居親友眼中的科技新貴。我始終相信「危機就是轉機」這句話，這場疾病帶走的只有我的頭髮，但留下來的卻是被化療之火淬練過的鋼鐵之心。

但還好，我的盾牌像美國隊長的一樣神，那些如飛箭的惡意言論發射而來也打不倒我的！每當看到後台訂單叮咚跳出的視窗，又能讓我加好滿滿的油繼續衝，衝給認為我的買賣是玩票性質的人、私下議論老天是公平的人，還有各種看戲的人。

12 根本找不到工作，那只能創業了

相信創業夢人人都曾有過，但多數人被困在上班族的舒適圈和迫於現實的壓力不得不收起夢想，繼續日復一日的工作著。其實我曾有過創業夢，但那夢是建立在不切實際的幻想之上，以前總以為創業了當了老闆就可以在大白天開著跑車兜風，在時髦的咖啡廳對著手上的名錶拍照打卡，在名牌精品店點著櫃子裡的幾樣商品然後豪氣地說：「這個和這個不要，其他給我包起來！」

幻想是美麗的，現實是殘酷的，為了每個月要繳的帳單們，收起老闆夢，繼續日復一日地工作著。當時萬萬想不到，算是死過一回的我，竟然會在癌症之後開始創業。癌後的第二人生，雖然心知肚明已經無法再回到原本的人生軌跡之上了，但當我試著要集中精神完成以前對我來說輕而易舉的工作時，癌疲憊令我犯睏的頻率變高了，眼睛盯著電腦螢幕卻大腦放空的事實擺在眼前，我的CPU效能下滑速度令人心驚，開會時竟然無法流暢的表達語句，我從來沒想過以伶牙俐嘴自豪的自己，也有在說話時斷片的一天！

但是，我卻沒有資格停下來休息。房貸依然壓在肩頭，兩個孩子一左一右嗷嗷待哺，老天甚至沒有給我足夠的時間安排好一切，我現在完全沒有享清福的可能，一但我停下來了，過去打拼而來擁有的一切都會跟著完蛋。

治療的時候我就不停地想著怎麼兼顧身體和賺錢這兩件人生大事，如果這場可怕的疾病沒有要了我的命，那麼它一定有別的使命，這是我重頭活一回最好的時機。決定創業前，我又試了投遞沒生病之前想挖角我的公司，沒想到音訊全無，只能逼我從科技業宅宅跨足網路領域，原本連臉書都不太熱衷的我，卻自己摸索成立臉書購物社團，用癌症險理賠金當做生意的本錢，談好進口代理商品，每一項物品的規格都必須重新學習。「商業」這兩字跟我過去的交集只有在研究所時期為籌學費和住宿費用，一邊寫論文一邊不專業地使用網拍賣賣牛仔褲而已，當我畢業當起每個月乖乖領薪水的上班族之後，根本不曾想過自己會有一天被踢出這個舒適圈。

用一台電腦一支手機的創業初期，我從最基本的理貨包貨寄貨開始摸索，途中也吃了不少悶虧，過去35年一路只懂得升學唸書，為了穩定高薪毫不猶豫成為呆愣呆愣的宅宅工程師，我社會大學的學分幾乎為零，在生病時近一年來的砍掉重練，先扭轉思維，時時提醒自己以一個經營者的角度來分析事件，肉眼可見的所有商機都沒寫上名字，若不懂得媒合商品以及客戶，生意絕對做不起來，尤其是我這樣半路出家的外行人，我把短期目標放在經營一個有溫度的個人購物微電商。

當我每月數次搭著高鐵南北奔跑，尋求新的生意合作夥伴，戴著假髮的我比月台上的每一個西裝商務人士還有鬥志，絞盡腦汁寫出行銷計畫，另一方面還接受了健康課程的培訓，成為上台講課的專業教練，在大眾面前說話原是我最不喜歡的事，但越是不喜歡越要克服它。

很忙，非常忙碌的生活一開始並沒有帶來豐厚的收入，習慣月底領錢的我一開始當然會失落，尤其不確定自己努力的方向到底是不是正確的，當然也會害怕所有的付出無法得到等價的收穫，更擔心的是，離開了月薪，我也當不了稱職的嬌妻。腦公是個對數字極度敏感的工程師，也是家中的財務大臣，身為只監督我一人的董監事，他比樓管還可怕，小至每日業績大到廠商貨款，追得比地下錢莊還緊，但是我並不覺得討厭，因為能有這樣的機會做自己喜歡的工作，是我大病一場換來的際遇。

我的拚勁也許還贏過很多身體健康的年輕人，連我自己都感覺得到，我從一根小火柴的小火到現在越燒越旺，身邊陪著的是許多相信我願意一起合作的夥伴們，我們跨過了萬事起頭難，大家合力一起衝向如奧運聖火般存在的美麗願景。感謝這場不可思議的癌後第二人生，我只能說感謝天、感謝地，感謝所有讓我不放棄的你們！

我是一位「少」奶奶
：2寶地方媽媽的戰勝乳癌求生記

為了兩個寶貝，我向世界大聲呼喊：我・要・活・下・去！

作　　者　王筠銨
顧　　問　曾文旭
總 編 輯　王毓芳
編輯統籌　耿文國、黃璽宇
主　　編　吳靜宜
執行主編　姜怡安
執行編輯　陳其玲
美術編輯　王桂芳、張嘉容
封面設計　盧穎作
特約校對　菜鳥
行銷合作廠商　采鋐健康傳播集團 Media-WIND Health Group
法律顧問　北辰著作權事務所　蕭雄淋律師、幸秋妙律師

初　　版　2018年12月
出　　版　捷徑文化出版事業有限公司
電　　話　（02）2752-5618
傳　　真　（02）2752-5619
地　　址　106 台北市大安區忠孝東路四段250號11樓-1

定　　價　新台幣270元／港幣90元
產品內容　1書

總 經 銷　采舍國際有限公司
地　　址　235 新北市中和區中山路二段366巷10號3樓
電　　話　（02）8245-8786
傳　　真　（02）8245-8718

港澳地區總經銷　和平圖書有限公司
地　　址　香港柴灣嘉業街12號百樂門大廈17樓
電　　話　（852）2804-6687
傳　　真　（852）2804-6409

本書圖片由Shutterstock提供

捷徑Book站

國家圖書館出版品預行編目資料

我是一位少奶奶：二寶地方媽媽的對抗乳癌求生記 / 王筠銨著. -- 初版. -- 臺北市：捷徑文化, 2018.12
　面；　公分（嗜讀本：016）
ISBN 978-957-8904-58-3（平裝）

1. 乳癌　2. 病人　3. 通俗作品

416.2352　　107018901